乳房保健

百问百答

主编　张红梅 李文涛 韩智培

郑州大学出版社

图书在版编目（CIP）数据

乳房保健　百问百答／张红梅，李文涛，韩智培主编. — 郑州：郑州
大学出版社，2023. 10

ISBN 978-7-5645-9933-1

Ⅰ. ①乳… Ⅱ. ①张…②李…③韩… Ⅲ. ①乳房 - 保健 - 问题解
答 Ⅳ. ①R655.8-44

中国国家版本馆 CIP 数据核字（2023）第 181969 号

乳房保健　百问百答
RUFANG BAOJIAN　BAIWEN BAIDA

策划编辑	苗　萱		封面设计	陈　青
助理策划	张　楠		版式设计	陈　青
责任编辑	张　楠　董　珊		责任监制	李瑞卿
责任校对	吕笑娟			

出版发行	郑州大学出版社		地　　址	郑州市大学路 40 号（450052）
出 版 人	孙保营		网　　址	http://www.zzup.cn
经　　销	全国新华书店		发行电话	0371-66966070
印　　刷	河南龙华印务有限公司			
开　　本	710 mm×1 010 mm　1 / 16			
印　　张	7.75		字　　数	120 千字
版　　次	2023 年 10 月第 1 版		印　　次	2023 年 10 月第 1 次印刷

书　　号	ISBN 978-7-5645-9933-1		定　　价	49.00 元

作者名单

主　编　张红梅　李文涛　韩智培

副主编　魏亚楠　张晓娜

编　委　(按照姓氏拼音排序)

陈　聪　冯静影　韩智培　胡瑾瑾

荆　华　李　红　李姗姗　李文涛

李依珊　梁　栋　凌　雁　刘继全

吕　峰　马春辉　秦梦洁　秦宁宁

邱军彦　王　琦　王雅静　魏亚楠

张红梅　张晓娜　郑晓娜

作 者 简 介

主 编

张红梅:主任护师,硕士生导师,河南省人民医院护理部主任。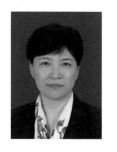

研究领域或专长:护理管理、介入护理、人文护理。

学术成就及社会影响:中华护理学会第二十八届理事会放射介入护理专委会副主任委员、中华护理学会第二十八届理事会信息工作委员会委员、国家护理管理专业医疗质量控制中心专家委员会委员、中国研究型医院学会医院品质管理分会理事、中国研究型医院学会护理分会常务理事、中国医院协会护理专业委员会第三届委员会常务委员、河南省护理质量控制专家委员会主任委员、首届河南省研究型医院学会医院管理专业委员会常务委员、河南省护理学会副理事长、河南省护理学会第十届护理管理专科分会主任委员、河南省医学科普学会护理专业委员会主任委员、首届护理学科普专家。2017中华护理学会授予"杰出护理工作者"荣誉称号。担任《中国护理管理》杂志副主编,担任《中华护理杂志》《护士进修杂志》《中华现代护理杂志》等杂志编委、审稿专家。获省科学技术进步一等奖1项,主持、参与省厅级科研课题7项,发表国家级期刊论文170余篇,主编及参编《心血管介入治疗围手术期安全护理》《介入护理学》等专著10部。

李文涛:主任医师,医学博士,医疗美容主诊医师,省级知名专家,河南省人民医院乳腺外科副主任,郑州大学硕士研究生导师,河南大学硕士研究生导师。

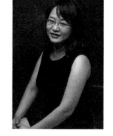

研究领域或专长:乳房整形、乳房重建、乳腺疾病的诊断与治疗。

学术成就及社会影响:中国抗癌协会肿瘤整形外科分会常务委员、河南省医学会乳腺病学分会主任委员、河南省抗癌协会肿瘤整形外科分会主任委员、河南省医院协会乳腺疾病管理与创新分会副主任委员、河南省妇幼乳腺保健专业委员会副主任委员、中国乳腺微创与腔镜手术联盟华中区总负责人。担任《中华实用诊断学杂志》编委、《中华实验外科杂志》特约编委。

韩智培:副主任护师,硕士,健康管理师,母乳指导师,高级心理健康指导师,乳腺癌个案管理师,中华护理学会静脉治疗专科护士,河南省人民医院乳腺病医院科护士长兼二病区护士长,河南省人民医院静脉治疗护理学组副组长。

研究领域或专长:乳腺重建、乳腺肿瘤护理。

学术成就及社会影响:中国抗癌协会乳房再造整合护理专委会常务委员、中国医促会肿瘤整形外科护理学组委员、中国成人教育协会外科管理委员会委员、河南省护理学会外科管理委员会常委兼秘书、河南省护理学会肿瘤专科分会委员、河南省护理学会静脉治疗专科分会委员、河南省抗癌协会肿瘤心理康复护理专业委员会秘书、郑州市护理学会外科管理委员会委员。承担厅级科研课题2项,率先举办河南省第一届乳腺专科护士培训班,获得郑州大学"首届优秀护理论文"三等奖、医院行风建设先进个人、三八红旗手、优秀党员、优秀护士长、护理管理创新奖、护理科研先进个人等荣誉称号。

副主编

魏亚楠：副主任护师，优玛国际伤口治疗师，国家二级心理技能师，健康管理师，中国民主同盟盟员，河南省人民医院民盟总支副主委，河南省人民医院乳腺外科三病区护士长。

研究领域或专长：心理护理、乳腺肿瘤护理。

学术成就及社会影响：中国抗癌协会肿瘤热疗专业委员会护理专家委员会河南学术分会第一届副主任委员、中国性学会中部专家分会委员、河南省人民医院心理学组副组长、河南省人民医院职业防护学组委员。发表论文多篇，主持河南省社会科学联合项目1项。郑州市第十五届人大代表，荣获中国民主同盟河南省委员会社会服务先进个人、2020年河南省人民医院最美抗疫护士等称号。

张晓娜：主管护师，护理硕士，健康管理师，高级心理健康指导师，乳腺癌个案管理师，中华护理学会肿瘤专科护士，河南中医药大学本科生导师。

研究领域及专长：乳腺肿瘤护理。

学术成就及社会影响：中国抗癌协会康复学分会学术组（护理专业）委员。发表核心期刊论文6篇，参与河南省卫建委课题2项，获国家实用新型专利1项。多次进行国内外学术交流，并在2022年国际癌症护理会议（International Conference on Cancer Nursing）中进行学术发言。荣获河南省人民医院优秀科研护士荣誉称号。

序

  乳腺疾病是女性常见病、多发病,严重危害女性心身健康。近年来乳腺疾病发病率一直呈上升趋势,有文献报道,乳腺增生症的发病率达到 70%～80%,占乳腺疾病的首位,乳房纤维腺瘤是我国女性最常见的良性乳房肿瘤,而乳腺癌的发病率占妇女恶性肿瘤的第 1 位,这 3 种疾病已成为影响妇女心身健康最重要的乳腺疾病。因此,广大女性朋友应深入认识和了解乳腺保健及乳房相关疾病的专业知识,科学正确地关爱乳房、关注健康。

  河南省人民医院乳腺病医院是专病专治的乳腺诊疗中心,是河南省医学重点学科。团队技术力量雄厚,时刻践行"人民医院服务人民"的宗旨,在河南省率先开展了乳腺癌术后乳房重建、腔镜手术、达芬奇机器人手术等诸多新业务、新技术,深受患者的赞誉。

  应广大读者之需,河南省人民医院乳腺病医院医护团队组织编写此书,系统介绍如何保养乳房、乳房的自我检查、乳房常用辅助检查的方法与结果解读、乳腺癌的危险因素、特殊时期的乳房保健、乳腺康复与护理等知识。本书既从科普的角度深入浅出地解答乳房保健的热点问题,又具有系统性和科学性,是一本护患皆宜的科普宣教书籍。希望通过此书的讲解,让大家认识乳房、了解女性,让健康的您防病于未然;为身患疾病的她在"漫漫抗癌路"上点起一盏指引的明灯;帮助刚入临床工作的他们指点迷津。

  "健康所系,性命相托",河南省人民医院乳腺病医院医护团队将秉承医者的责任与使命,关爱乳房健康,关注科普宣传,用精湛的临床技能和扎实的专业知识,为百姓健康保驾护航!

张红梅

2023 年 7 月

前　言

乳腺疾病作为影响女性健康的重大疾病，不仅受到临床医务人员的重视，也受到广大人民群众的关注。科普是"健康中国"建设的国家战略要求，也是人民群众获得健康知识的重要途径。在临床工作中，患者会通过各种途径查询乳腺疾病诊疗相关信息，有一些查询结果是合理的，但也有些结果不符合目前临床的诊疗现状，甚至误导了患者及其家属致使诊疗延误，这些严重损害了广大女性的健康。因此，乳腺专业知识的普及迫在眉睫。

如何预防乳腺疾病，哪些人属于乳腺癌的高危人群，特殊时期该如何进行乳房保健等相关专业知识的普及，既能够提高公众对乳房的保健意识，同时也对治疗患者的心理疾病提供了巨大的帮助。随着大众对乳房健康注度的提高，特编写此书，以更好地普及乳房相关知识，做到早发现、早诊断、早治疗。

编写此书前，我们的团队对广大女性朋友进行调研，发放问卷 1 000 余份，收集她们最关心的乳腺相关问题，通过筛选汇总，共整理出 100 个问题，主要涉及乳房日常保健、特殊时期乳房保健、乳房检查、乳房良性疾病、乳房恶性疾病、男性乳房疾病等内容。从本书中可以了解乳房的日常保健、乳房疾病预防等专业知识，帮助大家科学预防、减少恐惧、积极治疗。

本书的编写团队包括乳腺科、肿瘤科、病理科等临床工作人员，他们紧跟国际发展前沿，对乳腺有着较为深入的认识和了解，依据亲身体会和长期积累的临床经验编写了各部分内容。所有作者均倾情奉献自己的学识、热情及对患者的爱。鉴于编者水平有限，各部分内容中难免存在一些纰漏，希望广大读者及时指正并提出宝贵意见。

编　者
2023 年 5 月

内容提要

　　本书采用问答的形式进行编排,全面系统地介绍了乳房保健和疾病的相关专业知识。内容不仅包括乳房常见疾病的高危因素,乳房的常见问题,如何进行乳房的自我检查,常见检查的方法、配合要点及基本结果解读等健康人群最关注的热点问题;同时针对乳房日常保健、男性乳房疾病及幼儿期、孕期、哺乳期、月经期、老年时期的乳房保健进行了阐述。本书力求将科普的通俗易懂与知识的专业深度相融合,满足普通群众对于乳房保健的需求,为大家提供可靠而实用的医疗信息。

目 录

第二部分 　特殊时期乳房保健

第三部分　乳房检查

第四部分　乳房良性疾病

第五部分　乳房恶性疾病

第六部分　男性乳房疾病

第一部分

乳房日常保健

【导言】

随着时代的发展,越来越多的女性因为生活和工作压力的不断增加,易出现情绪激动、精神压抑等问题,女性月经前后有时会出现乳房胀痛或乳头胀、痒、疼痛等症状,严重者可导致乳腺增生、乳腺炎甚至乳腺癌等乳腺疾病,从而影响女性的健康。这些疾病的发生常常是可以预防,或者通过早发现、早诊断而得到有效治愈的,因此掌握乳房保健知识十分重要。

1. 是否可以按摩乳房?

乳腺是否能按摩需要根据具体情况来判断。如果女性未出现乳房疾病,则可以进行乳腺按摩,能够促进乳腺血液循环。但如果女性患有乳腺炎等疾病,则需要避免进行按摩,以免导致炎症在周围扩散,进而会加重其病情。

(1)乳房按摩的优点

1)促进局部细胞代谢,改善女性乳房部位的血液循环,对于缓解乳房胀痛、消除乳房肿块和预防乳腺炎均具有积极的作用。

2）通过对乳房的按摩，可以减轻乳房基底膜肌间粘连，疏通乳腺管，并可以纠正产妇乳头平坦，改善乳头凹陷。

3）乳房按摩有利于刺激产妇的脑垂体，增加缩宫素和催乳素的分泌。一方面，增强产妇产后子宫收缩力，减少产后出血；另一方面，增加乳汁的生成和分泌。

（2）乳房按摩评估内容

1）不规律的乳痛，与月经周期无关的固定位置的乳房疼痛。

2）乳房内局部包块。

3）乳房皮肤异常改变、乳房外形异常改变。

4）乳头有溢液或溢血（应该学会自我乳房体检，每月1次乳房检查）。

（3）乳房按摩时的注意事项

1）不随意推广使用精油按摩，特别是具有乳房不适且未经乳腺专科检查及随访的女性。

2）应该经过系统培训，拒绝暴力操作，应该有专业的、系统的培训学习经历，通过学习曲线达到正确规范的手法按摩。

（4）乳房按摩时的观察重点

1）乳房外观：双乳是否对称，有无皮肤局部凹陷，乳头是否对称。

2）乳房腺体硬度：按摩时乳房内部有无局部"硬块"，硬块的活动度，有无疼痛，是否表面光滑等。

3）乳头是否有液体流出：乳头是否有透明液体流出，或者出现有颜色的乳头溢液。

（5）乳房按摩的禁忌证

1）乳头位置改变，较对侧向外、向上、向内凹陷等，非平时所视状态。

2）乳房内"硬块"，质地如"石头"般，表面不光滑，边界不清楚，表面皮肤有异常改变。

3）非正常的乳头溢液,或者溢血。

2. 乳房萎缩的常见原因是什么?

乳腺由实质和间质两部分构成,实质包括导管和小叶,乳腺小叶是乳腺的基本构成单位;间质由结缔组织、脂肪、血管、神经、淋巴管等组成。随年龄增长,女性体内雌激素、孕激素水平降低,乳腺组织逐渐萎缩退化。

（1）雌、孕激素水平下降

女性乳房形态及功能均需要较高的雌激素及孕激素水平来维持。随着女性年龄增长,围绝经期或绝经之后,卵巢功能开始衰退,雌激素、孕激素水平下降,从而出现不可避免的乳腺实质萎缩、体积减小的情况。这种由乳腺退化导致的乳房萎缩是不可逆也不可避免的,必要情况下可以到医院就诊,根据乳房形态、大小、萎缩程度的不同选择合适的手术进行纠正。

（2）哺乳后乳房萎缩

女性的乳房在怀孕及哺乳时,一般都会出现体积增大,哺乳停止后女性体内激素分泌减少,以及哺乳的消耗引起乳腺导管、腺体及脂肪组织萎缩变小,导致乳房体积明显缩小,乳房整体形态欠饱满,有的也伴有皮肤松垂,而且弹性下降,形态不自然,影响形体的曲线美。此外,在哺乳期应采取正确的哺乳方法,保持乳头清洁卫生,避免发生哺乳期乳腺炎,同时可以穿戴哺乳文胸对乳房起到一定的支撑作用,注意保持营养均衡和心情愉悦,采取正确科学的避孕措施,恢复正常的性生活。断奶时避免回奶速度过快,也不要在断奶后立刻节食减肥。哺乳后乳房萎缩可通过饮食、运动、按摩、手术修复等方法恢复。

（3）病理原因

其他疾病（尤其是卵巢病变）导致的乳房萎缩，如垂体前叶功能减退症引起促性腺激素分泌不足、乳房及外生殖器萎缩；对于此种情况应积极治疗原发病，遵医嘱行靶腺激素的替代治疗。一般在原发病治疗后，乳房萎缩可以得到改善。

（4）过度减肥

乳房的体积大部分由脂肪组织构成，短时间大量脂肪的消失，乳房失去支撑，皮肤弹性下降，会出现乳房下垂甚至萎缩。可以通过增加营养、选择合适的文胸及进行胸部锻炼等方法恢复。

3. 对乳腺有好处的锻炼项目有哪些？

研究发现与不运动的女性相比，参加体育运动的女性乳腺癌的发病风险较低，可见体育锻炼可降低乳腺癌发病率，其机制为体育活动通过调节月经周期，改变卵巢激素的产生，降低乳腺癌发病率。

此外，研究发现，体重指数（body mass index，BMI）与乳腺癌有关。肥胖通过胰岛素及胰岛素样生长因子、炎症细胞因子、瘦素脂联素及雌激素等作用影响乳腺癌的发生，对于绝经前女性，大部分研究支持肥胖增加乳腺癌风险。绝经后雌激素的生物合成主要发生在脂肪组织中，通过芳香化酶将雄激素转化为雌激素，所以肥胖增加绝经后乳腺癌发病风险的观点得到广泛认可。也有研究表明，相对于脂肪组织，肌肉组织的比例增加可以减少乳腺癌的发生风险。但是关于研究肌肉组织与良性乳腺疾病关联的研究较少，BMI 与良性乳腺疾病也无明显相关性。也有少量研究证实，瑜伽、太极拳在女性乳腺增生患者的治疗中有一定的积极影响。即便我们缺乏体育锻炼与乳腺良性疾病之间的存在关系的证据，但是可以明确经常运动的人罹患乳腺癌的风险会降低。且对于经常锻炼的人,尤其是胸部肌肉发达的人来说,肌肉含量增加,乳腺脂肪量减少,会使胸部形态更加挺拔。但需要注意,在运动时建议穿戴运动文胸。由于运动时乳房过度摆动和重力下坠可造成乳房悬韧带和弹性纤维拉伤,长期可造成乳房下垂。

没有科学依据证实哪一种锻炼对于乳腺有明显优势。2018 年国家体育总局发布的《全民健身指南》中建议:有良好运动习惯、体质好的人,可进行大强度、中等强度运动;具有一定运动习惯、体质较好的人,可采用中等强度运动;初期参加体育健身活动或体质较弱的人,可进行中等或小强度运动。体育锻炼者,在实施体育健身活动方案时,可根据自身情况,科学调整运动强度,以适应个体状况。快走、慢跑、骑车及深蹲、卧推等都是适合成年人的运动方式。老年人运动健身的目标主要是延缓衰老,调节心理。因此除了太极拳、八段锦等中华传统项目以及深蹲、仰卧卷腹等轻度的有氧、力量练习外,老年人还应增加平衡练习以预防摔倒,如一字站立平衡、平衡移动等,同时也要注意进行一些牵拉练习。

《中国人群身体活动指南(2021)》推荐的运动强度如下。①18~64 岁成年人每周进行 150~300 分钟中等强度或 75~150 分钟高强度有氧活动,或等量的中等强度和高强度有氧活动组合,如慢跑、登山、游泳、骑自行车、各种球类运动等。每周至少进行 2 天肌肉力量练习,可以是器械性练习(杠铃、哑铃、拉力器等辅助锻炼)或非器械性练习(俯卧撑、仰卧起坐、平板支撑等)。②65 岁及以上老年人身体活动可参考成年人身体活动,同时要坚持平衡能力、灵活性和柔韧性练习。如身体不允许每周进行 150 分钟中等强度身体活动,应尽可能地增加各种力所能及的身体活动。③对于慢性病患者进行身体活动前应咨询医生,并在专业人员指导下进行。

规律的、科学的体育锻炼对于乳腺健康有优势,虽不能起决定性作用,但会带给我们健康的身体,需要注意的是运动也需要循序渐进、科学的锻炼,必要时可在专业人员的指导下进行。

4. 如何挑选合适、正确的文胸？

　　文胸不仅有保护乳房、支撑乳房的作用，还具有一定的塑形、美化胸部的功能。因此，针对不同群体对于文胸功能需求的不同，文胸的种类、结构及面料也会随之调整。文胸的结构设计基于乳房形态，不同的乳房形态需要不同立体造型的文胸来进行合理保护，如果文胸与乳房形态不匹配，文胸就不能为乳房提供有效的支撑和塑形作用。

　　按文胸罩杯的包裹程度分类可分为全罩杯、3/4 罩杯、1/2 罩杯。全罩杯可将整个乳房完全包裹起来，其舒适性比较高，稳定性较好，适合丰满的女性；3/4 罩杯适合大多数女性；1/2 罩杯适合胸部较小的女性。根据文胸的功能分类可分成普通类文胸、运动健身类文胸、孕妇类文胸等。普通类文胸具有一定的保护承托乳房、避免乳房因受重力下垂、塑造女性胸部曲线的作用；运动健身类文胸一般需要有一定的压力，有吸湿、舒适、防震等特点；孕妇类文胸是主要为孕妇或哺乳期女性研发的功能性文胸，一方面会适当加宽肩带、底围等部位加强文胸对于乳房的支撑作用，另一方面会进行罩杯开口设计，方便女性哺乳。

　　因此，在选择文胸时首先应根据需求来选择，其次要根据自身的胸围、乳房形态及大小选择合适的尺码及罩杯，如丰满的女性可以选择有钢圈、底围加宽的文胸，加宽肩带能减轻肩部压力，对胸部有更好的承托作用。此外，女性文胸在穿着上应具有吸湿、透气的功能，应选取纯棉、真丝以及高织高密的毛纺织物为贴肤面，也可选用透气性好、弹力强、有重感、对人体无刺激的化纤织物。

5. 如何预防乳房下垂，下垂后怎样处理？

乳房下垂是相对于挺拔、紧实的乳房形态的衰老表现，与年龄增长、体重骤减、妊娠哺乳、吸烟、隆乳术后延迟效应及发育畸形等因素相关。根据乳头与乳房下皱襞、乳房下极的关系，乳房下垂可分为 4 类：①轻度，乳头在乳房下皱襞水平；②中度，乳头位于乳房下皱襞和乳房下极之间；③重度，乳头乳晕位置低于乳房下极；④假性乳房下垂，乳头乳晕位于乳房下皱襞上方，但整个乳房组织堆积在乳房下极。

研究发现，趴着睡觉或者不合适的文胸会使乳房在某种程度上受到挤压、变形，同时胸部血液流通不畅，极易乳房下垂。因此应注意睡眠姿势，避免趴着睡觉，选择合适的文胸，保障充足的睡眠和均衡的营养，并进行适量的体育锻炼，避免节食减肥或过快减肥。哺乳期女性注意采取正确的喂奶姿势，避免过度牵拉乳头，保持乳头清洁，预防哺乳期乳腺炎。

对于已经出现乳房下垂的女性，不要焦虑，保持心情愉悦很重要。可以进行一些体育锻炼，如扩胸运动，增强胸部肌肉力量，使乳房外观更挺拔；可以通过按摩促进乳房的淋巴系统和血液循环，使乳房保持更好的弹性；摄入鸡蛋、牛奶等含丰富蛋白质的食物，可以改善乳房下垂；另外可以选择合适的文胸对乳房进行承托；对于中重度的乳房下垂，可以到医院就诊，行手术治疗。

6. 如何预防和纠正乳房外扩？

胸部外扩即乳房向两边生长，乳头外斜。首先考虑长期的文胸衣着不正确，长期穿戴过小的文胸挤压乳房，甚至罩杯包裹不住乳房，使胸部被挤压移位,从而导致变形外扩;文胸过于宽松、承托力不足,乳房会悬空、晃动,容易引起下垂和外扩;长时间趴着睡觉,会压迫胸部,使胸部朝外发展,有可能造成外扩。

对于乳房外扩的纠正首先是选择合适的调整型文胸,适当锻炼胸部肌肉,改善睡眠习惯,改变趴睡等不良睡姿,选择平躺、侧躺等姿势。乳房外扩对健康并无影响,如果为了追求美观,可以选择进行乳房矫正术。

7. 如何丰胸?

(1)坚持运动

1)运动。运动医学证实:健美在于锻炼和运动,特别是少女和少妇,锻炼的作用大于营养、药物和激素的作用。简单易行的运动是经常活动上肢,多做一些扩胸、甩手、转腕等动作,以利疏经活络,推动气血,可以牵拉乳房和周围肌肤参与活动,并可防止胸部组织尤其是双乳的"老化"。有条件者可每天坚持健美操、瑜伽等。这些健美运动不但能保持身体各部的匀称生长,弥补某些体型缺陷,而且能使包括构成乳房的结缔组织、脂肪的乳腺等组织在内的胸部肌肉发达,使乳房更结实、丰满,更有弹性。

2)瑜伽。盘腿端坐,上半身尽量向上伸展,两臂尽量向上伸直,用鼻吸气,充分扩展胸廓,然后上半身前倾、腹部下压,待倾至最大限度后屏住呼吸,等憋不住气时,边用嘴吐气边抬起上半身。起身呼吸5次稍做调整后,重复此动作5~10次。呼吸过程中小腹要收紧,呼吸节奏适中。

(2)注意饮食

现代科学证实,欧美女性的乳房大都发育丰满,除了种族和遗传的因素外,还在于饮食中的高蛋白和动物脂肪成分,值得亚洲女性借鉴。乳房不够丰满的女性,可多吃些高蛋白、高脂肪的食品,在体内转换成脂肪而积蓄,使瘦弱的身体渐趋丰满,乳腺组织也会变得富有弹性。维生素 E 能调节激素的正常分泌。雌激素的分泌可促使乳房发育,并使脂肪积蓄于乳腺组织中,使乳房丰满圆润,因此可多吃一些富含蛋白质、亚麻油酸和 B 族维生素等果蔬食物。

有的人说木瓜能够丰胸,是因为木瓜中含有木瓜蛋白酶和可以在体内转化成维生素 A 的类胡萝卜素,在体内可以起到刺激雌激素分泌的作用,帮助丰胸。而且木瓜蛋白酶可以分解蛋白质,能够促进身体对蛋白质的吸收利用,也就是帮助减肥。但是,我们吃到嘴里的木瓜会被嚼碎,然后经过食管到达胃部。而胃中含有大量的胃蛋白酶,进入胃部的木瓜蛋白酶会被分解,活性自然就会降低,根本达不到丰胸的效果。如果将木瓜熬成汤之后再食用,烹饪的温度就会令木瓜蛋白酶受热失去活性,丰胸之效更无从谈起了。

8. 如何正确养护乳房?

(1)日常保养乳房的方法

1)加强胸部肌肉的锻炼。有了发达而厚实的胸部肌肉,才能使胸部高高隆起,可以做俯卧撑、单杠引体向上,各种球类运动、健美操和跑步。

2)按摩胸部和乳房。每天晚上睡觉和早上起床时,用手按摩乳腺。具体为:在乳房周围有节奏地旋转按摩,先顺时针方向,再逆时针,直到乳房皮肤微微泛红为止,最后提拉乳头数次。这样可以使乳房更加丰满,更加有弹性。

3)适当的游泳运动可以使胸肌格外发达,在日光的温和刺激下,使乳房挺拔而富有弹性。

（2）保养乳房的日常注意点

1）洗澡时不要用热水刺激乳房，更不要在热水中长时间浸泡。否则会使乳房的软组织松弛下垂。洗澡时水温以 27 ℃左右为宜。

2）出浴前可用稍凉一些的水冲洗乳房，出浴后再用护肤液从乳头开始呈圆形向外擦，直到颈部。

3）女性的背部与乳房的健美关系密切，走路时背部平直，乳房自然就会挺起，坐立时也应该挺胸抬头。

4）睡觉时最好仰卧，以免侧身挤压乳房。

5）吃一些富含维生素 E 的食物，比如菜花和芝麻油；同时可以喝一些牛奶和豆浆。

6）补充水分，每天喝 2 000 mL 左右的水；适量吃肉皮、猪蹄、牛蹄和鸡翅，可补充胶原蛋白，丰富的胶原蛋白可营养乳房。

7）补充微量元素，特别是铬元素能促进葡萄糖的吸收，并在乳房等部位转化为脂肪组织，促使乳房的丰满和臀部的圆润。

9. 如何正确穿戴文胸？

1）站姿要直，身体呈直立的状态，将手和胳膊穿过文胸的肩带，先套在手上，然后身体向前倾斜30°，保持好后两只手把文胸的底部向下拉动，接着就是向上推动了，让文胸完全的包裹住胸部，起到更好的承托作用。

2）固定好文胸以后，把手沿着身体的两边伸到后面扣上扣子，然后再抬起身体站直，用左手把文胸的左边底部轻轻向上托起，这时，右手伸进文胸里面，将腋下的四周以及上半部分的胸肌和脂肪同时收拢进入罩杯内部，另一边的手做相同的动作。

3）调整肩带：肩带的宽松程度一般在一指为最佳，切记不可过太松或者太紧，调整好肩带以后可以适当地调整腋下，避免产生副乳，在进行调整的时候,可以让身体自由地向前倾,运用的手法依然是由两边向中间收拢。

4)这个时候看看文胸的下半部是不是在胸部的下方根部位置,若不在,就需要进行一些调整,否则文胸就没有承托和塑形的作用了。把胳膊伸出来,动弹动弹,看看文胸会不会自动滑动,要是没有问题,就说明穿戴正确。

10. 乳房保健项目可以去做吗？

(1)乳房按摩的作用

按摩是很常见的中医康复和皮肤软组织美容手段,乳房按摩对于改善局部血液循环是有一定效果的,对于因乳房充血水肿或者心情抑郁导致的乳痛,乳房按摩加按摩服务人员的温情沟通可以起到明显的缓解症状的效果,对于哺乳期较轻微的局部乳汁淤积,适当的手法疏通,可能很快改善症状。

(2)乳房按摩时的注意事项

1)暴力通乳的危害:①乳腺导管损伤,水肿,乳汁排出不畅,形成积乳,增加患乳腺炎的风险;②引起乳房剧痛难忍,产生严重心理恐惧;③促使异常肿瘤细胞脱落,造成远处转移。

2)不主张排残乳的原因:①残乳跟乳腺癌不相关;②残留乳汁不会因为时间久而变质。

3)必须停止按摩,去医院就医的情况:①乳头位置改变,较原来向外、向上、向内凹陷等,非平时所视状态;②乳房内有硬块,质地如石头般,表面不光滑,边界不清楚,表面皮肤有异常改变;③非正常的乳头溢液,或有溢血。

（3）乳房按摩的谣言

1）谣言：乳房按摩可以治疗乳腺癌。

在谈癌色变的年代，一打出防癌抗癌的旗号，就总有人深信不疑，按摩防癌也就被传得神乎其神。很多商家都鼓吹按摩可以治疗乳腺增生，从而防止乳腺癌。实际上按摩不但不会治疗癌症，还会把恶性肿瘤细胞挤压脱离原发的肿块，沿着乳腺导管甚至淋巴管跑到其他地方，发生转移。

2）谣言：乳房按摩可以防止乳房下垂。

乳房下垂主要是由于皮肤弹性降低、内部腺体衰老、外力作用等因素造成的。很多美容机构鼓吹按摩防止下垂，促进血液循环，加强代谢，按摩塑形等，都是商业推销策略。乳房越大，脂肪含量越多，下垂越明显，按摩既对抗不了万有引力，也不能完全改变松弛的皮肤，也不会让腺体细胞增多，脂肪细胞减少，因此想要改变乳房外形只能通过整形手术完成。

3）谣言：乳房按摩可以丰胸。

已经成年的女性，乳房腺体已经是成熟状态，不能通过精油按摩让乳房腺体再次发育，起不到丰胸的作用。

11. 吸烟对乳房有什么危害？

现实生活中，越来越多的女性通过选择抽烟来缓解压力，然而吸烟是发生乳腺癌的危险因素之一。香烟烟雾中的尼古丁等致癌物质，可能会诱发机体内负责监控、清除癌细胞的基因损伤，最终导致乳腺癌的发生。尤其是绝经后女性，由于体内激素水平改变，二手烟对乳腺癌的影响就更为明显。此外，吸烟会影响钼靶检查筛查钙化病灶、肿大淋巴结的精准程度，从而可能延误乳腺癌的早期诊断和预后。

吸烟与否、吸烟数量、烟龄的长短,都会对乳腺癌的发生和预后结局产生不同的影响,而不吸烟的女性罹患乳腺癌的概率要远远小于长期吸烟的女性。因此,建议吸烟的乳腺癌患者及早戒烟,并且要随时避免被动吸烟。对于所有女性朋友来说,保持规律的作息,心情愉悦,定期适量运动,远离二手烟,都可以起到很好的预防乳腺癌作用。

12. 经常喝奶茶、吃火锅对乳腺有什么危害?

奶茶是饮品的一种,奶茶具有高糖分、高脂肪、高咖啡因及高反式脂肪酸含量等四大问题。临床研究证据表明,过多食用反式脂肪酸会增加女性患乳腺癌的风险。加糖饮料和人工甜味饮料的长期摄入会促进肿瘤的生长,降低乳腺癌患者的生存率。高脂饮食可增加乳腺癌发生的风险,其原因可能是高脂饮食引起体重增加导致肥胖,过剩脂肪可以转化成雌激素并且增加乳腺组织对雌激素的敏感性,雌激素水平的升高提高了激素依赖性乳腺癌的发病率。同时高脂饮食可能导致月经初潮时间提前,也加大了乳腺癌的发病风险。

火锅的食材比较广泛,火锅作为一种烹饪方式,不会对乳房产生不良的影响。乳腺癌患者是可以吃火锅的,在吃火锅时保持乳房健康关键在于对于健康食材的选择,通俗一点讲就是低脂、低盐、低糖、高维生素及高纤维素饮食。由于疾病的关系,凡属生冷、黏腻、腥臭等不易消化及有特殊刺激性的食物,都应根据需要予以避免。

13. 女性束胸有哪些危害?

(1)影响心、肺的发育及功能

束胸可以使胸部器官如心脏、肺部受到压迫,使肺部不能充分扩张,还会限制胸廓的发育,影响胸廓的外形及胸腔的容积,从而使心肺的发育及功能受到影响,不利于有效地吸收充足的氧气,对身体的健康非常不利。

(2)影响乳房发育及功能

束胸会压迫乳房,使血液循环不畅,从而产生乳房下部血液淤滞而引起乳房胀痛,使乳腺腺泡发育受阻,影响乳房增大,甚至造成乳头内陷,哺乳功能受到影响。

14. 文胸为什么不能长时间穿戴?

(1)文胸不能长时间穿戴的原因

乳房周围有丰富的淋巴组织,淋巴组织又参与代谢过程,当淋巴回流受阻时会增加乳房的患病概率。长时间不合适地穿戴文胸还会影响乳房的血运,文胸过紧会使血液不能很好运行,造成乳房疼痛,不利于乳房健康,甚至导致乳腺癌。

(2)文胸如何正确穿戴

1)穿戴时间:女性发生乳腺良性疾病的概率与穿戴文胸的时间有关,每天 24 小时穿戴文胸的女性比每天穿戴时间小于 12 小时的女性患乳腺疾病的概率高。

2）穿戴方法：尽量缩短自己穿戴文胸的时间，平时在家时尽量避免穿戴文胸，睡觉前脱掉文胸，促进淋巴回流和血液循环。尽量侧卧或者仰卧，不要趴卧压着乳房。

15. 女孩应该什么时候穿戴文胸？

（1）穿戴文胸的原因

女孩进入青春期以后，胸部就会开始发育，最初像荷包蛋大小的时候可以穿一些背心，只要能盖住突出的乳头就好。而随着胸部的发展，就应该考虑穿文胸了。因为乳房没有肌肉组织，只有乳腺组织和脂肪，支撑它们的是结缔组织。这种结缔组织像一张绷紧的纤维网，起着支持的作用。但是，它和肌肉组织不同，没有弹性。因此，女孩乳房发育日臻成熟时，如不用文胸支持乳房，会使乳腺负担不均匀，妨碍乳腺内正常的血液流通，造成部分血液淤滞，引起乳房疾病。剧烈运动时如不戴文胸，容易使乳房受到创伤，而任何一种创伤又可能引起乳腺炎。

（2）穿戴文胸的合适时间

用软尺测量乳房上底部经乳头到乳房下底部的距离，如果大于 16 cm，就可以穿戴文胸了。一般女孩子到十六七岁，乳房发育到一定程度时，就应当穿戴文胸。但是，过早地穿戴文胸，则会影响乳腺的正常发育和日后的功能。

16. 蜂王浆是否会增加患乳腺癌的风险？

蜂王浆与乳腺癌发生是否相关，近年来一直存在许多争议。有学者就蜂王浆的雌激素效应问题证实，没有服用蜂王浆引起体内雌激素升高的临床报道。尽管蜂王浆不会增加体内雌激素水平，但可活化雌激素受体，当雌激素水平较高的妇女服用蜂王浆后，体内的雌激素与活化的受体结合，进一步强化了雌激素的作用，可能会增加乳腺增生和乳腺癌的发病概率。

17. 喝豆浆是否会增加患乳腺癌的风险？

植物雌激素是天然存在于植物中的物质，主要包括异黄酮类（在黄豆和其他豆类中分布浓度高）和木酚素类（在多种水果、蔬菜和谷类制品中存在）。

有研究显示，在亚洲女性中，较高的异黄酮摄入量（≥20 mg/天）能使乳腺癌的发病风险下降29％。豆制品对乳腺有保护作用，而且这种保护作用在亚洲人群中更为显著。迄今为止，大样本流行病学研究的结论提示，大豆异黄酮还可以显著地降低患者乳腺癌的复发及死亡风险，其具体的作用机制较为复杂。但具体哪一种烹饪方式会更好，现在还不是很清楚。

18. 流产会增加患乳腺疾病的风险吗?

雌激素代谢紊乱是乳腺癌重要危险因素,生殖生育因素与内源性雌激素紊乱密切相关。目前,辅助流产对乳腺癌的影响尚不明确,不同流产方式作用机制也不同。早期人为终止妊娠会使乳腺上皮细胞停滞于某个正在分化的阶段,使其对致癌物敏感性增加,从而增加乳腺癌发生风险。研究发现,手术流产增加乳腺癌发生风险;药物流产可增加乳腺癌发病风险,绝经后女性在绝经前手术流产次数≥3次者相对于<3次者增加乳腺癌罹患风险,风险随流产次数的增加而增加。

19. 长期口服避孕药会不会增加患乳腺疾病的风险?

对于这个问题,目前科学界还没有一个准确的结论,大多数学者并不认为避孕药对乳腺癌的发病有直接影响。然而,近年来有一些研究显示,口服避孕药与乳腺癌有一定的相关性。国内有学者通过收集公开发表的有关中国女性口服避孕药和乳腺癌发病关系的文献,并进行相关分析来定量评价口服避孕药与中国女性乳腺癌的关联性,结果显示口服避孕药使乳腺癌发生的危险性增高。

2012年有一项研究显示,在18岁之前服用避孕药的女性,与30岁之后服用避孕药的女性相比,其乳腺癌发病年龄平均提前4年。22~25岁服用避孕药的女性,其乳腺癌的发病年龄与30岁之后服用避孕药的女性相比提前3年。在35岁之前服用避孕药的女性比35岁之后服用避孕药的女性乳腺癌的发病率升高。同样服用避孕药,生育者比不生育者患乳腺癌的风险更高。第1次服用避孕药后间隔若干年再服,不增加乳腺癌的危险性;持续服用或近期服用避孕药者危险性增加。

近年来，一些研究发现，口服避孕药与乳腺癌的关联性还与避孕药的剂型、持续时间、首次和最后服用时间、服用量等因素有关；某些研究还发现，对于绝经前和绝经后女性，口服避孕药对两组人群具有不同的影响。目前国内关于口服避孕药的年龄段、时间以及剂型、剂量对乳腺癌发病可能存在影响的研究还很少，这些问题有待于进一步探索。如何科学合理地使用避孕药以降低乳腺癌的发病风险将是值得进一步研究的课题。

20. 患乳腺疾病能不能吃发物？

"发物"一词首见于明代《普济方》。明朝之前，发物常分散出现在"忌食""食禁""食忌"等概念中，发物有广义和狭义之分。广义的发物是指健康人正常摄入、患病服药或病后调理过程中，因摄入而诱发产生某种疾病、激发新病、妨碍既有疾病治疗导致病情加重或影响机体康复的一类食物。而狭义的发物是指因正常食用无毒，但能导致某些人突发疾病尤其突发急性变态反应性疾病的食物。由于发物的来源、性味不同，患者具体病种、体质不同，所在地域、气候不同，进食发物表现出的反应也有很大差别。人们常将鸡、鱼、虾、羊肉、海鲜等食物称为发物，中医往往会嘱咐患者忌食发物，理由是发物会加重病情，其中的原因可能包括以下几点。

1）动物性食物中可能含有某些激素，例如糖皮质激素，若食用过多，超过生理剂量，可引起感染扩散、溃疡出血、癫痫发作等。

2）某些食物中所含的异性蛋白可能会成为变应原，例如，海鱼、虾、蟹等可能会引起或加重荨麻疹、湿疹、牛皮癣等顽固性皮肤病。

3）某些食物可能刺激性较强，如葱、蒜等易引起炎症扩散，使伤口难以愈合。

但是从现代科学的角度分析，在对这些所谓的发物进行检测后，并没有发现它们和其他食物在成分上有什么差异。所以说，"世上本无发物"，所谓的"发物反应",主要是因为有些个体可能对某些食物存在一定的过敏性。食物因人而异,都可成为发物,由个体差异(过敏体质状态)所决定。因此,根据发物的不同性能可分为以下几种。

1)为发热之物,如姜、花椒、羊肉、狗肉等。

2)为发风之物,如虾、蟹、椿芽等。

3)为发湿滞之物,如饴糖、糯米、醪糟、米酒、莲子、芡实、糯米、大麦、小麦等所制的米面食品及各类豆制品、荤油、肥肉、油煎炸食品、乳制品(奶、酥、酪)等。

4)为发冷积之物,如梨、各种冷饮、冷食、大量的生蔬菜和水果等生冷之品。

5)发动血之物,如海椒、胡椒等。

6)发滞气之物,如羊肉、莲子、芡实等。

7)民间长期流传的发物,如魔芋、芋头、泡菜、香菜、韭菜等。

食物的特性和营养对疾病的治疗和恢复有非常重要的影响,肝气郁结型乳腺增生的患者不宜食用强烈刺激性的食物。冲任失调型乳腺增生不宜食用含有激素类的食物及导致精神兴奋类的食物。乳腺炎症的时候,不宜食用超敏的异体蛋白食物,避免异体蛋白成为变应原加重炎症过敏反应。

乳腺肿瘤患者往往要经历手术、化学治疗(简称化疗)等综合治疗,确实应该有所忌口,但主要是忌口一些脂肪含量较高的食物,比如肥肉、油炸食物等;刺激性食物,比如辣椒、酒类等;或者容易引发过敏的食物,比如海虾、海蟹等;以及消化吸收困难的食物,比如酒酿、黏米等。还有一条更为精细的原则是因人、因病、因时安排饮食,依据患者的体质、肿瘤的性质、治疗的阶段而适当禁忌或选择某些食物。手术治疗期间的肿瘤患者应以易消化、易吸收食物为主,可适当补充有收敛功效的食物;放射治疗(简称放疗)期间的患者可适当多吃一些生津滋阴的食物,比如鲜榨的植物汁液;化学治疗(简称化疗)期间的患者则应以易消化、易吸收的食物为主,少食多餐,少煎炸炒,多煮炖蒸。

总的来说,肿瘤患者没有什么食物是一定不能吃的,也没有什么食物是有"神奇功效"的,最重要的是保证食物营养均衡。

第二部分

特殊时期乳房保健

【导言】

    我们出生后乳房经历了幼儿期、青春期、性成熟期、孕期、哺乳期及绝经期等不同时期，这就是常说的乳房全生命周期。女性不同时期，乳房保健的措施也各有侧重。符合年龄阶段的乳房，才是健康的表现。本部分内容详细介绍了不同时期的乳房保健知识，对以往人们存在的误区进行了科学解释，希望对您的日常保健有益处。

21. 幼女能不能挤乳头?

    幼女挤乳头多特指一些地方习惯性给新生女婴挤乳汁的做法。新生儿出生后几天，由于母体激素还会在新生儿体内存留一段时间，因此在乳房处可能会出现隆起，甚或能流出乳汁一样的液体。一些地方有人认为不及时为女婴挤乳头，孩子长大了会形成乳头内陷。实际上，为新生女婴挤乳汁绝对不是预防乳头内陷的方法，乳头是否内陷与其做法毫无关联。一般出生后1~2周新生儿乳房肿大的现象会自动消失，因此无须将乳汁挤出来。给孩子挤乳汁反倒能引起乳腺组织发炎，进而给孩子带来极大伤害。因此，无论新生儿还是幼女均不建议挤乳头。

22. 导致幼女乳房过早发育的因素有哪些?

女童的青春期多在 12 岁左右开始,自此期开始生殖系统发育加快,第二性征也逐渐发育。但近年来,乳房过早发育的女童人数逐渐增多,常表现为单侧或双侧乳房增大、乳腺结节出现、乳房胀痛等。乳房过早发育的高危因素如下。

1)女童的妈妈初潮年龄早。

2)基因突变。

3)营养因素:孕妇妊娠期间服用补品或婴幼儿长期摄入一些含有雌激素或类雌激素的营养滋补品,如人工饲养的黄鳝和甲鱼、豆制品、花粉、人参、蜂王浆、牛初乳、胎盘等也会引起乳房早发育。

4)环境因素:光照、开灯睡觉、经常看电视、电脑甚至听广播都可能引起性早熟,可能的原因是儿童长时间受光照刺激,导致松果体分泌褪黑素减少,褪黑素对腺垂体分泌功能抑制作用减弱,促性腺激素分泌增加。

5)迁徙史:被跨国收养的儿童更容易早熟,且被收养时的年龄越大,发病的风险越高。

6)内分泌干扰物:广泛存在于生物界内,如壬基酚,它是壬基酚聚氧乙烯醚的最终降解产物之一。后者是一大类非离子型表面活性剂,被广泛用于洗涤剂、增塑剂等产品中,主要通过工业和生活污水进入环境。它们通过对机体激素水平的调节,最终导致儿童性早熟。

因此,生活中要少使用一次性塑料及饭盒,不要在用塑料包裹食物后对其进行微波炉加热。不要让儿童开灯睡觉,减少面对电脑及电视机的时间。饮食上不要服用营养滋补品;不要食入过多高蛋白类食物、含激素类食物;少食用黄豆类制品。尽量应使用玻璃材质的奶瓶。避免接触含有激素类物质的护肤品、化妆品、沐浴乳、洗发乳。对于有性早熟家族史的家庭,在条件允许的情况下,可以进行相关基因检测。

23. 怀孕前要不要切除副乳？

副乳是乳腺胚胎发育不良所导致的先天性病变，指人体除了正常的一对乳房之外出现的多余乳房，一般在腋前或者腋下，也有发生在胸部正常乳房的上下、腹部、腹股沟等部位。

通常妊娠、哺乳期副乳会明显增大，甚至分泌乳汁。哺乳结束以后，副乳并不会随之萎缩，因而表现更为明显。副乳主要危害是影响外形美观，影响穿衣服及社交活动。副乳内包含乳腺组织，因此有发生乳腺癌的风险。

副乳手术指征主要包括有改善外观需求、副乳内有肿瘤性病变、反复出现的胀痛等症状影响生活等。因此，怀孕不是选择副乳手术的主要因素。

24. 怀孕前要不要对乳房进行检查？

优生优育的理念使得人们越来越重视孕前检查。生殖系统传染病和肝病在婚前检查中出现率最高，这也是影响婚姻生活质量和生育计划的最大因素。乳房是体现女性柔美的第二性征，更有着承担哺育下一代的使命。因此，乳房体检是孕前检查不可缺少的重要环节。那么，怀孕前乳房需要做哪些检查呢？

（1）乳房检查

通过询问病史（生育史、月经史、家族史等），医生根据视诊（看）及触诊（摸），对乳房进行初步评估。判断是否存在乳头内陷、乳房增生、乳房肿块等异常体征。

（2）辅助检查

乳房 B 超的无创性和安全性在孕前检查中有独特的优势。B 超对于那些触诊无法触及的较小、较深的乳房结节也很敏感。除非高度怀疑乳腺癌可能，孕前一般不建议做乳腺 X 射线摄影检查，毕竟存在一些较低剂量的放射线。如果做了乳腺 X 射线摄影检查，建议半年至 1 年后再怀孕。根据这两项检查，医生就可以整体评估乳腺的健康状况，及时给予治疗，减少孕期及哺乳期乳房疾病的相关风险。

25. 特殊时期比如哺乳期、月经期应该如何保健乳房？

（1）哺乳期乳房的保健

由于各种因素的影响，许多产妇产后会出现乳房胀痛等现象，产后泌乳启动延迟及泌乳量不足对母婴均有不同程度的危害。泌乳启动延迟的产妇，其孩子出现病理性体重下降的概率显著高于非泌乳启动延迟者，且乳汁无法排除，导致乳汁淤积，引起乳房胀痛，严重者导致乳腺炎。对于产后泌乳不足者，可尝试以胸部按摩的方式来促进泌乳。乳房按摩有助于促进胸部血液循环，对产妇的乳头、乳腺管进行刺激可使神经末梢兴奋传入垂体前叶，从而促进催乳素的释放，维持泌乳。越早进行乳房按摩，对促进产妇泌乳效果越显著。产后 2 小时内对产妇进行乳房按摩可缩短泌乳启动时间，增加泌乳量，提高母乳喂养成功率，减少产后乳房相关并发症。因此，越早实施乳房按摩效果越显著。

按摩方法：将室温调节至 25 ℃左右。首先清洁双手，产妇取仰卧位，取按摩油在掌心摩擦均匀，将一只手的拇指与示指分开，环抱乳房底部，另一只手五指并拢，合并后以指腹顺乳腺管方向按摩产妇乳房，由乳根向乳头按摩；并用拇指点按膻中穴、乳根穴，如遇乳房硬结，应重点来回环形按摩，两侧乳房交替进行。用这种方式按摩 5 分钟后，再将双手分别托住两侧乳房，顺时针螺旋式按摩，并将乳房向胸内壁挤压，挤压与松弛来回交替。每次按摩 20~30 次，每天 1 次，连续按摩 3 天。

指导产妇在产后合理饮食，确保母乳中具有充足营养，同时指导母乳喂养的技巧，哺乳时产妇及婴儿均应选择舒适体位，产妇可取卧位，将婴儿胸部紧贴产妇胸部，婴儿下颌紧贴乳房，使妈妈与婴儿尽可能紧密相贴，注意要使婴儿含住大部分乳晕，哺乳完毕后可轻拍婴儿后背。注意及时清洗产妇乳头，保持清洁干燥，在乳汁过多时可采用吸乳器吸出多余乳汁，防止乳汁淤积。

（2）月经期乳房的保健

月经初潮的来临，是青春期的一个重要标志。在这一时期，女性无论是在生理上，还是心理上都会有急剧的变化。月经期科学的保健行为关系着青春期女性身心的健康成长。月经期女性的乳房会出现胀痛的情况，这个时候要穿戴比较舒适的文胸，不要单纯为了美观，穿着一些材质差、舒适度低的文胸，相对宽松舒适的文胸在月经期会减少乳房不舒服的感觉，对乳房的保养是比较有利的。在月经期间，避免剧烈的体育运动和重体力劳动，注意休息，参加一些适度的运动，如体操、散步、打羽毛球或乒乓球等有利于健康。倡导月经期要用温水洗漱，保持身体上的清洁，勤换卫生巾。保证充足的睡眠，增强机体抵抗力。注意保暖，避免受寒，避免食用辛辣刺激食物。

26. 怀孕后乳头、乳晕变黑怎么预防？

女性只要到了性成熟期，性器官就会出现色素沉积，所以乳晕的颜色加深是性成熟的表现。青春期时的乳晕呈现玫红色，女性怀孕后，从孕早期开始，乳头、乳晕的颜色就可以加深，从淡红色逐渐变为深褐色，这种变化主要由于怀孕后体内雌激素和孕激素升高所致，属于正常的生理变化。有的女性在没有怀孕的情况下,乳头、乳晕的颜色也慢慢加深,从粉褐色变为深褐色,如果做乳房检查没有发现任何病变,这种颜色的变化提示有"一过性"的体内雌激素增高,可能过一段时间,由于自身调节,雌激素水平恢复正常,乳头、乳晕颜色便恢复正常。乳房的营养依靠性激素,性激素分泌得多时就会使乳头色素沉积,乳头和乳晕就会慢慢变黑。所以并不是只有怀过孕的女人的乳头才会是黑色。肤色也会影响乳晕的颜色,肤色较黑的女性,乳晕颜色一般较深,肤色较白的女性,乳晕颜色就为粉红色。黑人女性的乳晕则呈黑色。所以,乳晕循序渐进地变黑是生理的自然规律。但是,如果乳晕在某一时间段的变化特别大,同时还伴有其他症状,那就可能是身体疾病的征兆。如果您发现乳房有以下异常变化,则需要尽快就医:①乳头、乳晕颜色突然加深,还伴有小结节,可能是女性卵巢患某种良性肿瘤,使卵巢分泌雌激素量增加;②乳头、乳晕颜色加深,乳房周围有小结节,而乳房检查时并没有病变,可能是肝功能异常。因为肝功能下降,雌激素在肝内得不到正常的灭活,致使乳头、乳晕颜色加深。

27. 孕期如何保养乳房?

　　一般在妇女怀孕后的第6~7周开始,乳房就会慢慢地开始膨胀起来,并且会变得十分柔软,与此同时,乳房皮肤下面的血管开始变得较为明显、突出,乳头也会开始慢慢变大,乳晕颜色会越来越深。很多初产妇乳头发育存在异常情况,还有部分初产妇对哺乳并无信心,从而造成哺乳失败以及乳汁淤积现象发生,并且还可能会引发产后乳腺炎,导致哺乳失败,使得目前人们对健康哺乳的重视度越来越高。婴儿不能吮吸或含接乳头,甚至会导致产后乳汁分泌异常,包括乳汁排空过程中受阻而造成乳腺管堵塞、乳汁淤积等情况,产妇易受到感染,引发乳腺炎,并且容易出现乳头皲裂这种常见的并发症,对母婴健康产生极大的影响。所以在孕期做好乳房保健工作非常重要。

（1）选择合适的文胸

由于孕中期准妈妈们的体重可能会增加 5～6 kg，这个时候不仅肚子会大很多，有明显突起，同时胸部也会变大很多，因此之前的文胸大多已经不再合适，这个时候就要及时选择孕中期孕妇专用的文胸，既要不压迫乳房正常发育又要保证一定的支撑性。如果文胸过紧，会影响乳腺的正常发育，在乳头与皮肤的摩擦下，会导致纤维组织进入乳管，影响后续发育。在文胸的材料上，宜选择透气性理想的棉质文胸，在孕晚期，乳头敏感，如果文胸的材质不合适，会压迫孕妇的乳头和乳腺，情况严重甚至会出现感染。因此，孕妇应当注意个人卫生，勤换文胸，在晚上睡觉前，将文胸脱掉，放松乳房。

（2）保持乳房清洁

在孕中期的时候，例如怀孕 5～6 个月就可以挤出初乳，而这些乳汁平时就会在乳头上结成痂，这个时候准妈妈们就要注意做好乳房的清洁工作。在清洁乳房的时候，用温水以及毛巾小心擦洗掉乳头上积聚的已结痂分泌物，擦洗完毕选择适量婴儿油涂抹在乳头表面，再轻轻按摩乳房，这样一直坚持到产后宝宝出生，母乳喂养就会顺利得多。这样不仅能够有效提高乳头受刺激的能力，还可以在一定程度上预防产后乳头皮肤破裂。需要注意的是，在清洁乳房的时候，不要用肥皂和酒精。如果在孕期经常用肥皂和酒精清洁，容易破坏乳房的角质层和乳房局部皮肤润滑的物质——油脂，使乳房失去保护，会影响准妈妈的乳房保健。因此在乳房局部卫生清洁上，以温开水为最佳。同时，还需要告知孕妇不要对乳房用力按压，且不能对乳房过于束缚。

（3）乳头凹陷需矫正

正常的乳头为圆柱状，并且是凸出在乳房表面的。如果乳头存在凹陷情况，在孕期的时候没有注意纠正，到产后纠正会严重增加产后喂奶困难，对母乳喂养带来严重影响，增加产后哺乳难度。但是也不必过于担心，因为大部分乳头凹陷都可以在孕中期开始慢慢纠正。应予以乳头牵拉训练,孕妇在训练前将双手清洁干净,然后将拇指在乳头两侧平行放置,用两只手的拇指将乳头夹紧并对其进行牵拉,保证乳晕皮肤以及周围皮肤组织能够被牵拉起来,当乳头明显突出时便可停止,每日进行 2 次。如果乳头凹陷问题严重,可以采用真空抽吸法或者注射疗法来进行处理,每次重复20 分钟左右。如果孕妇有早产史或者流产史,在按摩时,要尽可能减小对乳头的刺激,避免宫缩而诱发流产。

(4)乳头立孔反射

孕周达到 37 周时,需要对孕妇进行乳头立孔反射指导,指导患者将单手手掌置于同侧乳房的下方,并将乳房托起,然后使用另一只手的中指和示指夹紧乳头,并对其进行牵拉,在牵拉的过程中实施揉捻乳头操作,乳头立孔反射训练需进行 15 次/组,每次训练 2 组,每日训练 2 次。提升乳头保健效果,使产后乳腺相关疾病得到有效防控,并促进产后母乳喂养的顺利进行。

28. 孕晚期发现乳头有分泌物怎么办?

怀孕晚期的时候个别女性乳头有分泌物流出,属于正常表现。这是体内受到激素分泌的影响,会出现有乳汁分泌,为以后哺乳做准备,不需要特殊的治疗。平时保持文胸清洁及宽松;保持心情舒畅,生活作息规律,不熬夜,保证充足的睡眠质量,饮食清淡;尽量注意卫生,注意应用温开水清洗,同时用清洁干毛巾擦洗乳头,促进血液循环,防止日后乳头皲裂,不要用手使劲地捏压乳头,避免引起炎症感染。注意乳头是否有血性液体流出,如果在孕晚期乳头有流血,应该做乳腺彩超检查。彩超可以观察乳腺内是否有异常增生的结节,结节的界限是否清楚,是否合并有血流改变等。如果怀疑是恶性病变,可以去乳腺外科进一步诊治。如果没有异常结节,轻微的分泌物不需要特殊处理。

29. 孕产妇应该如何注意乳房保健与护理？

（1）孕期乳房的保健与护理

1）首先做好孕产妇的心理护理，向孕妇宣传母乳喂养的优点与好处，让孕妇做好给婴儿授乳的思想准备。

2）在孕期这种特殊的情况下，孕妇应选择松紧适宜、柔软舒适的纯棉文胸。

3）孕妇皮脂腺分泌旺盛，乳头上常有积垢和痂皮，不可强行清除，可用消毒的植物油涂抹使痂垢软化后再用温水冲洗。

4）孕7个月以后掌握乳房护理知识，洗澡时，经常用干净柔软的小毛巾轻轻擦拭乳头皮肤，这种刺激可增加乳头表皮的坚韧性。

5）孕期乳房的按摩：由于刺激乳头可能会引起宫缩，因此一般在妊娠9个月以后进行乳房按摩会比较安全。按摩时两手拇指和示指自乳房根部向乳头方向按摩，每日2次，每次20下。也可用钝齿的梳子自乳房根部向乳头轻轻梳理，这样均能促使乳液产生，并能使乳腺管通畅，有利于产后哺乳。孕妇注意不留长指甲，以防做乳头按摩时损伤皮肤，引起不必要的感染。

（2）产后乳房的保健与护理

1）早吸吮、早接触：指导产妇及早给婴儿吸吮，世界卫生组织推荐产后立即开始妈妈和孩子的肌肤接触，并在产后1小时内开始母乳喂养。正常足月出生的新生儿，至少在出生的第1个小时，让孩子和妈妈开始皮肤接触，让婴儿吃奶。早吸吮可使产妇体内的催乳素浓度升高到较高水平，在哺乳30分钟时达到最高，尤其夜间哺乳更高，可以促进乳汁分泌，还能促进子宫收缩，预防产后出血。在出生后的最初24小时，孩子都应该和妈妈待在一个房间。

2)正确的哺乳姿势和方法：产妇可根据具体情况选择正确的喂奶方式，一般常用睡式、坐式或环抱式等喂养姿势。根据吸吮能力及生活能力的不同，适当延长或缩短每次吸吮时间，以新生儿吃饱为准，每次哺乳应将乳房吸空，否则多量乳汁存留在乳房内，可使母乳中的抑制因子产生一直泌乳的作用，使乳量逐渐减少。如乳房充盈过度应及时做好护理，消除乳房肿胀，并挤出少许乳汁增加乳头活动度，使之易于吸吮。同时在哺乳时不要让婴儿牵拉乳头。采用正确的哺乳姿势哺乳，坐位哺乳时腿上垫一软枕，脚下踩一小凳，一手固定婴儿头颈部于肘窝，婴儿应将乳头和大部分乳晕含在嘴里，下巴贴着妈妈的乳房，胸贴胸，腹贴腹。

3)清洁护理：在正常哺乳结束以后，产妇要使用温开水每日清洁乳头和乳晕，避免接触碱性或其他刺激性物品。切忌使用香皂和酒精之类的化学用品来擦洗乳头，否则会因乳房局部防御能力下降、乳头干裂而导致细菌感染。

4)退乳：世界卫生组织和中国营养学会建议母乳喂养到2岁或以后，一些发达国家，如美国、澳大利亚建议母乳喂养至少1岁，1岁以后如果妈妈或者孩子愿意，可以继续母乳喂养。退乳的方法主要有自然退乳及人工退乳两种。一般来讲，因哺乳时间已达10个月至1年而正常断奶者，常可使用自然退乳方法；而因各种疾病或特殊原因在哺乳时间尚不足10个月时断奶者，则多采用人工退乳方法。自然退乳，即逐渐减少喂奶次数，缩短喂奶时间，同时应注意少进汤汁及下奶的食物，使乳汁分泌逐渐减少以至全无。人工退乳，即采用各种回奶药物使乳汁分泌减少的方法。可口服或肌内注射雌激素类药物，芒硝热敷、麦芽汤亦可有较好效果。

30.　乳房过小会影响哺乳吗？

乳房小是不会影响到哺乳的。乳汁的多少，取决于乳腺的结构和数量，乳汁来自乳腺腺体，不一定乳房大就腺体多，乳房小就腺体少。所以说乳汁的多少与乳房大小没有绝对的关联。产后乳汁的多少,与乳腺管的通畅程度,以及激素水平、营养等因素有很大关联,产后要多喝汤汤水水的食物,多吃略微油腻,如荤菜等比较容易下奶的食物,不要过于劳累。乳房只是暂时储存乳汁的地方,正常人的乳汁不是在乳房内分泌的,所以说乳房过小不会影响到正常哺乳。

31. 哺乳期怎么预防乳腺炎的发生?

哺乳期预防乳腺炎最有效的措施,就是保持乳汁通畅。所以要提倡母乳喂养,孩子是最好的"吸乳器""疏通器",如果孩子吃母乳的话,乳汁淤积的发生率就会降低很多。孩子吃母乳的情况下还出现乳汁淤积,我们应该采取适当的手法疏通,同时采取中药治疗,不管是口服药还是外用药,对这种情况的乳汁淤积都有很好的辅助治疗作用。具体措施如下。

(1)两侧乳房交替喂养

不要总用一侧乳房喂养,两侧乳房交替喂养,可以让乳汁均匀排出,防止一侧乳汁淤积过多,降低乳腺炎发病率。

(2)做好卫生清洁

保持乳房及乳头清洁,每天要用温水清洗乳头、乳房,用湿毛巾将乳房擦洗干净,在喂养前后用湿毛巾先擦一遍,避免细菌附着。

(3)穿着合适的文胸

在哺乳期间穿着合适的文胸可以让人感觉舒适,也能降低乳腺炎发病率,若文胸过紧会导致乳房不透气,加上乳汁淤积,易被细菌入侵诱发炎症感染。

（4）养成正确哺乳姿势，排空乳房

要养成正确哺乳姿势，不要躺下喂奶，容易压迫乳房，造成乳汁淤积，出现包块，进一步发生乳腺炎。若感觉自己乳房胀痛，要及时让幼儿吸吮或者使用吸乳器排空乳房，避免乳房中堆积过多乳汁。必要时可采取按摩的方式，促进乳房血液循环，让乳汁快速排出，减少胀痛感。

（5）心态放松，情绪稳定

刚生完孩子，很多新手妈妈们还无法适应身份的转变，加上早晚都要带孩子，休息质量也大不如从前，这时候往往容易情绪波动较大，出现焦虑、抑郁、烦躁等负面情绪。建议各位新手妈妈要稳定自己的情绪，逐渐适应身份的转变，合理释放自己的身心压力，这些对预防乳腺炎的出现也有帮助。

32. 发生乳腺炎应该热敷还是冷敷？

乳腺炎是临床上比较常见的乳腺疾病，得了乳腺炎，可以冷敷和热敷同时进行。乳腺炎如果采取热敷的方式，可以改善乳腺局部的血液循环，促进炎症吸收；冷敷可以降低局部红肿时产生的温度，促进炎症局限，防止炎症继续扩大。热敷和冷敷交替作用于乳房可以促进乳汁排出和减轻疼痛。热敷适用于哺乳前，并在热敷过程中按摩乳房，可以刺激泌乳，但在局部明显红肿的情况下不推荐局部热敷。冷敷适用于哺乳后、乳房按摩或吸乳器使用后，可以减轻乳房肿胀和疼痛。因此得了乳腺炎的患者，一定要采取合适的辅助治疗方式，尤其是乳腺炎并发脓肿的情况，这种情况相对是比较严重的，最好到正规的医院进行就诊。

33. 得了乳腺炎后要不要停止哺乳?

　　女性得了乳腺炎或者乳腺脓肿时,应保证充分休息,继续母乳喂养,有效排出乳汁。在乳腺炎期间停止母乳喂养,并不能帮助女性康复。相反的,可能会导致疾病情况恶化。如果婴儿含接乳头时疼痛严重,导致妈妈不能继续用患侧乳房哺乳,无论是用手法还是用吸乳器排乳均需确保乳汁有效排出(按哺乳的频率进行)。母乳中有血液不是停止母乳喂养的理由。只有当妈妈人类免疫缺陷病毒(HIV)检测阳性或有其他不能哺乳的特殊情况的时候,妈妈才需要停止哺乳。

34. 哺乳期感冒吃药要不要停止哺乳?

　　1)如果妈妈只是轻微感冒,不伴有高热症状,通常不主张用药,妈妈可以通过多喝水、多休息来缓解。此时可以继续哺乳,喂奶时洗净双手,戴上口罩即可。

　　2)妈妈出现发热症状,不要急于退热。因为低于 38.5 ℃ 的发热实际上对机体有保护作用,有利于消除致病因素。此时仍然需要多喝水、多休息,可以食疗,比如橘皮生姜红糖茶可以退热、缓解头痛等。

　　3)如果妈妈量体温≥39 ℃,可以选用口服退热药,同时也可以采用物理降温。建议遵医嘱用药,比如布洛芬、对乙酰氨基酚等,这类药物对哺乳没有影响。此外头孢类、青霉素类抗生素也是安全的,但用药一定要遵医嘱。

　　4)哺乳期感冒服药,若实在担心药物会有些许不良反应,可在喂完宝宝后立即吃药,并且推迟下次喂奶的时间,把药物的影响降到最低。

　　5)高热期间可暂停母乳喂养 1~2 天,停止喂养期间,还要按时用吸乳器把乳房的乳汁吸出来,以避免乳汁淤积,也可以保证乳汁的正常分泌,确保继续母乳喂养。

6)感冒期间,妈妈应多吃富含营养的流食,如牛奶、稀饭、面条等。多吃清淡容易消化的食物。注意少量多餐,多吃新鲜水果,多喝温开水。

35. 哺乳期能否染发?

在染发剂中发现的化学成分可以通过头皮的皮肤吸收渗透到血液,但是数量极少(除非头皮正好有伤口)。而且这些化学物质进入血液并影响乳汁的可能性微乎其微。还未有资料显示,在过去哺乳期染发的妈妈有发现任何不良的后果。宝宝有可能会不喜欢头发散发出染发剂的味道。另外妈妈也要在染发后暂时避免让宝宝接触妈妈的头发。

哺乳期的妈妈们在染发前后需要注意以下几点。

1)头皮破损时请勿染、烫头发。

2)染烫头发时尽量避免药水接触头皮。

3)无论妈妈们购买的是什么染发剂,如果是第1次接触,一定要在染发前先用少量染发剂涂于手背上,做一个变应原测试,以免染发剂中有什么物质会引起过敏。

4)染烫头发时选择合格的产品,染发头发时要注意通风。

5)如果是自己在家染头发,要记得戴上手套,避免对皮肤的接触。

6)染发后,一定要彻底清洗头皮。

36. 哺乳期乳头皲裂怎么办?

如果已经发生乳头皲裂,第一步要寻找发生乳头皲裂的原因,如哺乳及含乳姿势不正确,错误使用吸乳器,宝宝长牙、乳头混淆和舌系带过短等。

在祛除病因的同时,千万不要硬撑着给宝宝喂奶,我们可以通过以下措施改善乳头皲裂的情况。

(1)提前刺激下奶

每次哺乳前先用热毛巾湿敷,按摩乳房刺激乳汁分泌,挤出少量乳汁使乳晕变软,易于宝宝含接乳头。

(2)哺乳前适当按摩乳房

可在每次哺乳前用温毛巾热敷乳房及乳头 3~4 分钟,适当按摩乳房,有利于排乳,减轻哺乳时的疼痛感。

(3)有顺序地喂奶,控制哺乳时间

单侧哺乳时间最好不超过 15 分钟。每次喂奶时,症状轻的一侧先喂,症状重的一侧后喂,以减少严重侧的喂哺时间。

(4)避免乳头牵拉

每次哺乳完,用示指轻按宝宝的下颌,在宝宝张口时乘机把乳头抽出,而不是直接将乳头拽出。

(5)保护乳头皮肤

对于轻度的乳头皲裂,可在每次哺乳后用乳汁涂抹整个乳头,如效果不佳可以涂抹羊脂膏等保护剂。研究显示羊脂膏对宝宝无害,哺乳前无须洗掉;对于重度的乳头皲裂,羊脂膏可以每 3~4 小时涂抹 1 次。

(6)减少亲喂,及时寻求帮助

如果裂口痛得厉害,可先减少亲喂。可以用手挤出乳汁,或用吸乳器吸乳汁,避免乳头的伤口一再受刺激,等伤口愈合后再亲喂。如果裂口总是好不了或反复发作,需要去医院找专业的人士进行指导和治疗。

37. 哺乳期奶量不足,如何追奶?

(1)追奶的最佳时间

追奶最佳时间是在产后奶水减少的时候,如果奶水彻底没有了再追奶,一般效果不佳。

(2)让宝宝多吸吮

一定要坚持亲喂,让孩子多吸吮。

(3)适当借助外力

乳房按摩疏通,使乳腺处于畅通状态。

(4)善于利用吸乳器

吸乳器可通过高频振动刺激乳房,促进乳汁的分泌,振动频率降低后开始吸取乳汁。

(5)食疗

适量喝如花生猪脚汤、鲫鱼豆腐汤、白玉蹄花汤之类的下奶汤。

(6)相信自己,胸中有奶

追奶,最重要的就是信心和坚持,所谓的一切努力和方法,都是建立在信心的基础上,靠坚持才能出效果。

38. 哺乳期积奶了如何自己处理？

1) 生理性涨奶的处理方式一般是：早接触，早开奶，勤吸吮。喂奶前热敷 5 分钟，喂奶后冷敷 30 分钟。

2) 按摩：操作者双手涂油脂，托住乳房根部，轻轻抖动乳房 1 分钟。始终用虎口部位从乳房根部推向乳头，动作要轻柔，不能有激烈痛感，按摩时间一边不应超过 10 分钟；操作者用手指按住乳晕两侧，向肋骨方向轻轻按压，大约 1 秒钟按 1 次，持续 1 分钟，换个方向同样操作，直到乳晕变软，乳汁流出。生理期涨奶千万不能暴力按摩，不能长时间按摩，因为按摩会加重乳房的水肿，造成更严重的胀痛，不适当的按摩还会损伤乳腺组织。

3) 哺乳期涨奶要饮食清淡，多吃蔬菜、水果，不喝浓汤，牛奶、果汁、开水之类的液体也要适当，不要放开来喝。

4) 若胀奶的情况比较轻微，没有出现乳房剧烈疼痛、乳房发红等症状，乳汁不要完全排空，越排空奶越多，适当的涨一涨，身体会觉得宝宝不需要那么多奶，慢慢调节成跟宝宝的需求平衡。这里有个风险，掌握不好度有可能发生乳腺炎。

39. 婴儿出生 6 个月以后母乳是否还有营养？

世界卫生组织建议纯母乳喂养 6 个月，并继续母乳喂养至 2 岁或更长时间，同时适当补充其他食物。宝妈产后如无特殊情况，应坚持母乳喂养。虽然配方奶粉里强化了很多营养物质，但终究比不上天然母乳。母乳含有诸多宝宝成长所需的营养物质和免疫活性物质，不但是宝宝天然的营养品，更是帮助宝宝抵御病毒、细菌的"盾牌"。不过，母乳喂养也同样存在营养短板。乳汁当中的维生素 D 含量比较低,加上中国妈妈们母乳中维生素 A 的含量也低于全球平均水平,所以坚持母乳喂养的同时,还要注意给宝宝补充维生素 A 和维生素 D。婴儿出生 4~6 个月后母乳中的铁含量减少,需要及时添加富含铁的辅食,避免贫血。

40. 哺乳期涨奶,应该怎么正确排奶?

让婴儿多吸吮,缓解涨奶;借助吸乳器,排出更多奶水;用毛巾热敷,疏通乳腺;手法按摩,缓解涨奶;必要时医院就诊。

41. 断奶的最佳时机是什么时候?

婴幼儿的月龄未足 8 个月时,消化系统的发育还没有完善,如果给予婴幼儿摄取一些外界的流质食物或半流质食物,婴幼儿的消化系统难以对营养物质进行吸收。婴幼儿的年龄超过 1 周岁以后,对外界食物的消化能力已经具备,如果仍然给予其进食母乳,则会影响其摄取其他食物的兴趣,进而影响到婴幼儿的身体健康发育。随着哺乳时间的推移,母乳由初乳过渡到成熟乳,乳汁的量和质都逐渐不能满足婴儿生长发育的需要。因此断奶的最佳时间是 8~12 月龄以后。世界卫生组织建议婴儿出生 6 个月内纯母乳喂养,在添加辅食后继续母乳喂养至 2 岁以上。如果妈妈体质差,平时泌乳量不足,可适当提前断奶;如果妈妈体质好,泌乳处于旺盛状态或因婴儿体弱多病,断奶有损婴儿健康,也可适当推迟断奶时间。综上所述,断奶时机的把握要根据妈妈和婴幼儿的具体情况来定。

42.　正确的断奶方式有哪些？

婴幼儿的断奶对于婴幼儿的健康来说,是其成长过程中必须经历的过程。因此,妈妈在对婴幼儿进行断奶前,要事先做好相关准备工作,断奶时不能说停就停,不能说断就断,而要循序渐进地对婴幼儿进行断奶。

（1）断奶前

在断奶前期应当选择易消化的半固体食物给予婴儿进食,该阶段妈妈应当对哺乳的次数、量进行减少,给予增加辅食,如给予泥浆形态的固体食物,需要确保食物味道清淡。

（2）断奶中

在断奶中期,应当增加食物的种类以及食物的量,每日 5 餐,且选择半固体食物。

（3）特殊情况

目前多数妈妈以"慢断法"为主,婴儿需要经历一个断奶的过程达到断奶的目的。但是需要注意因为某些原因,断奶中也需要加入"急断法",如妈妈经检查发现存在精神疾病,妈妈患有需要进行外科手术的急性疾病或妈妈患活动性肝炎、结核等传染性疾病。

（4）断奶后

当婴儿慢慢适应用辅食或代乳品后,需要考虑在食物中增加营养,引导婴儿锻炼其咀嚼能力,有利于确保其神经系统得到更好的发育。

43. 断奶以后需要怎么确定还有没有积乳？

如果想要确定断奶是否断干净，通常需要观察乳房的表现。断奶通常需要 1 周，女性应避免刺激乳房和乳头，使体内催乳素水平恢复正常，才可以达到断奶的目的。一般可以出现以下表现。①乳汁停止分泌，即使在挤压的情况下，乳头也不会出现乳汁；②乳房变得松软，没有胀痛以及发硬的现象；③以上症状持续 1 周以上，可以表明已经彻底回奶。

44. 中老年女性如何进行乳房保健？

女性一过 45 岁，乳房形态就会发生明显的改变，如何呵护好这个时段的乳房，做好乳房保健是十分重要的。

（1）不能忽视已萎缩的乳房

一般中老年女性认为，人过 45 岁后快绝经了，乳房已渐渐萎缩，所以放松了对预防乳房疾病的警惕，这是错误的。殊不知乳房萎缩仅仅是乳房内的脂肪组织减少、腺上皮细胞消失、乳腺导管管腔狭窄、乳房体积缩小，而乳腺腺体、乳腺导管组织依然存在，并没有去除患乳腺疾病的整个结构。同样，各种导致中老年女性乳房疾病的因素依旧存在，因此绝不能掉以轻心。

（2）注意观察乳房良性病变的发展

由于年轻时患过一些乳腺良性病变，没有彻底治疗，埋下了病根，到了中老年时，由于免疫力降低，一有"风吹草动"同样会出现各种各样的乳腺病变。绝经后并不等于体内没有雌激素存在，绝经后肾上腺皮质尚可分泌少量的雌激素,这是维持女性特征所必需的。如果此期由于某种原因引起雌激素含量增高,同样可以诱发乳腺疾病。

(3)服用含雌激素的药物或保健品易发病

雌激素药物可使体内雌激素增加,加上孕激素降低,易导致乳腺疾病的发生。雌激素的替代用药,不仅可使乳房发生良性病变,更为严重的是,可诱发老年女性发生乳腺癌。

(4)家族中有乳腺癌者要警惕

这类人群更应该提高警惕,要时刻捕捉自身乳房上出现的蛛丝马迹,以便早发现、早治疗,做到万无一失。中老年妇女应当记住,不要认为绝经后自己的乳房就成了一方"净土"。要定期去医院检查,半年或每年 1 次。自觉乳房有不适或有疼痛、肿块时,应及时去医院诊治。此外,中老年妇女穿戴文胸要挑选棉织品,以较宽松的为好,每天穿戴的时间不要超过 6 ~ 8 小时。平时也要学会触摸乳房的自查方法,发现问题及早就医。

第三部分

乳房检查

【导言】

　　乳房检查的方法有很多,如乳房彩超、乳腺 X 射线摄影、乳房磁共振成像等手段,但是这些项目都要去医院进行检查。乳房自检是一种简便易行、经济实惠、容易推广的普查方法,掌握乳房自检方法,有助于做好乳腺疾病的防治。本部分内容详细介绍了乳房各项检查的适应证和禁忌证,可以让读者对各种检查均有所了解,并能根据自己情况,选择适合自己的检查方法。

45. 如何选择适合的乳房检查方法?

(1)超声

　　超声最大的用途在于对临床评价时所发现的可疑乳腺病变部位以及钼靶检查中发现的非对称性密度增高影进行检查,来判断是否存在病变并初步获得有关病变性质的信息。同时,超声波能够准确地辨别肿块的囊、实性。超声操作方便、价格便宜、没有放射性,而且由于超声波具有适时性,所以可以作为细针或空心针穿刺的引导。另外,彩色多普勒超声检查及超声波三维成像对于鉴别乳房肿块的良、恶性具有一定的价值。所以,当乳房具有明确的肿块或可疑部位时,超声是一种优秀的影像学检查方法。但是超声对于小肿块的鉴别存在一定局限性,同时患者的体位,操作者的手法、经验以及仪器的精密程度都能影响到结果的判定。

（2）乳腺 X 射线摄影

乳腺 X 射线摄影的优点在于它能发现体格检查无法发现的早期病变,它对于钙化灶具有很强的分辨力,具有很高的早期诊断价值。但是,乳腺 X 射线摄影的分辨力受到乳腺密度的影响,对于年轻妇女、致密性的乳腺分辨力较差并有辐射性。同时乳腺 X 射线摄影无法鉴别肿块的囊、实性。

（3）计算机体层摄影

计算机体层摄影（CT）检查密度分辨力高,能清晰显示乳腺的解剖结构。对于深部病灶及多发性病灶的显示优于乳腺 X 射线摄影和超声,相关资料说明 CT 对 2 mm 的肿块依然具有特异性。

（4）磁共振成像

近年来,磁共振成像（MRI）应用于乳腺疾病的诊断得到了深入广泛的研究,研究发现,MRI 对恶性疾病的诊断敏感性较高,它不受乳腺密度的影响,可以用于一些年轻或乳腺致密妇女的诊断。同时 MRI 也不受既往手术瘢痕的影响,对于术后"复发"肿块的鉴别具有很高的价值。MRI 对乳腺假体也具有很高的分辨力,可用于隆乳术后妇女乳房肿块的诊断和鉴别诊断。它还能鉴别肿块的囊、实性。MRI 在高危人群中对临床无法扪及肿块的乳房进行筛查时,具有与乳腺 X 射线摄影同等的价值。但是 MRI 价格昂贵、扫描时间长、患者顺应性差,而且安装了心脏起搏器或乳房内有金属异物的患者不能行 MRI 检查。同时 MRI 特异性不高,常会导致不必要的手术活检。MRI 在鉴别导管原位癌时与乳腺 X 射线摄影还存在差距。所以,MRI 如需普及还待进一步研究。

综上所述,35 岁以下者应首选超声,35 岁以上者应首选超声联合乳腺 X 射线摄影。若年龄过大或肿块存在恶性倾向,可选择 CT 检查。

46. 彩超检查乳腺疾病的准确率如何？

乳腺彩超诊断乳腺疾病的准确率可达90%以上，且具有操作简单、无放射性、无创性等特点，是较为安全、有效诊断乳腺疾病的手段，为临床采取必要的治疗措施提供重要的参考依据。

47. 乳腺超声报告结果，BI-RADS分级应如何解读？

（1）BI-RADS 1

阴性。临床上无阳性体征，超声影像未见异常，如无肿块、无结构扭曲、无皮肤增厚及无微小钙化等。

（2）BI-RADS 2

良性病灶。基本上可以排除恶性病变。根据年龄及临床表现可每6～12个月随诊。如单纯囊肿、乳腺假体、脂肪瘤、乳腺内淋巴结（也可以归入BI-RADS 1类）、多次复查图像无变化的良性病灶术后改变及有记录的经过多次检查影像变化不大的结节（可能为纤维腺瘤）等。

（3）BI-RADS 3

可能良性病灶。建议短期复查（3～6个月）及加做其他检查。根据乳腺X射线检查积累的临床经验，超声发现明确的典型良性超声特征如实性椭圆形、边界清、平行于皮肤生长的肿块，很大可能是乳腺纤维腺瘤，其恶性危险性应该小于2%，如同时得到临床、乳腺X射线检查或MRI的印证更佳。新发现的纤维腺瘤、囊性腺病、瘤样增生结节（属不确定类）、未扪及的多发复杂囊肿或簇状囊肿、病理学检查明确的乳腺炎症及恶性病变的术后早期随访都可归于该类。

(4) BI-RADS 4

可疑的恶性病灶。此类病灶的恶性可能性为 2%～95%。一旦评估为4 类即建议进行组织病理学检查：细针抽吸细胞学检查、空芯针穿刺活检、手术活检提供细胞学或组织病理学诊断。超声声像图上表现不完全符合良性病变或有恶性特征均归于该类。目前可将其划分为 4A、4B 及 4C。4A 类更倾向于良性病变，不能肯定的纤维腺瘤、有乳头溢液或溢血的导管内病灶及不能明确的乳腺炎症都可归于该类，此类恶性符合率为 2%～10%；4B 类难以根据声像图来明确良恶性，此类恶性符合率为 10%～50%；4C 类提示恶性可能性较高，此类恶性符合率为 50%～94%。

(5) BI-RADS 5

高度可能恶性，应积极采取适当的诊断及处理措施。超声声像图恶性特征明显的病灶归于此类，其恶性可能性大于或等于 95%，应开始进行积极的治疗，经皮穿刺活检（通常是影像引导下的空芯针穿刺活检）或手术治疗。

(6) BI-RADS 6

已经活检证实为恶性。此类用于活检已证实为恶性，但还未进行局部治疗的影像评估。主要是评价先前活检后的影像学改变，或监测手术前新辅助化疗引起的影像学改变。

48. 乳腺 X 射线摄影检查什么年龄做比较合适？

《中国女性乳腺癌筛查指南（2022 年版）》中建议一般风险人群乳腺癌影像筛查的起始年龄为 40 岁，从 18 岁开始就应该进行乳腺癌相关知识的宣教和乳腺查体。乳腺 X 射线摄影检查是欧美国家进行乳腺癌筛查的主要手段，如美国癌症协会（American Cancer Society，ACS）建议具有罹患乳腺癌一般风险的女性从 45 岁开始定期进行乳腺 X 射线摄影检查。乳腺 X 射线摄影检查对 50 岁以上亚洲女性准确率高，但对 40 岁以下女性及致密乳腺的诊断准确率欠佳。不建议对 40 岁以下、无明确乳腺癌高危因素或临床体检未发现异常的女性进行乳腺 X 射线摄影检查。因此，推荐我国女性从成年后就需要接受乳腺癌防治知识宣教，并且定期进行乳腺自我检查（breast self-examination，BSE）和临床乳腺查体，从 40 岁开始进行影像检查，对于高危女性影像检查甚至可以提前到 25 岁。

49. 乳房自检的方法有哪些？应什么时候进行自检？

（1）乳房自检方法

1）视：直立镜前脱去上衣，在明亮的光线下，面对镜子对两侧乳房进行视诊，比较双侧乳房是否对称，注意外形有无大小和异常变化。异常体征主要包括乳头溢液、乳头回缩、皮肤皱缩、酒窝征、皮肤脱屑及乳房轮廓外形有异常变化等。

2）触：举起左侧上肢，用右手三指（示指、中指、环指）指腹缓慢稳定、仔细地触摸乳房，按照外上象限—外下象限—内下象限—内上象限的顺序进行检查,从乳房外围起至少 3 圈,直至乳头。也可采用上下或放射状方向检查,但应注意不要遗漏任何部位。同时一并检查腋下淋巴结有无肿大。

3）按压:用拇指和示指轻轻挤压乳头,观察有无乳头排液。如发现有混浊的微黄色或血性溢液,应立即就医。

4）平卧检查:平卧检查时,待检测上肢举过头放于枕上,或用折叠的毛巾垫于待检测肩下。这种位置目的使乳房平坦,易于检查,其方法与触诊检查相同。

（2）乳房自检时间

育龄期妇女应每月在月经来潮后 7～10 天进行乳房自检,绝经后妇女应每月固定时间进行乳房自检。

第四部分

乳房良性疾病

【导言】

　　乳房良性疾病是指乳腺恶性肿瘤以外的各种乳房疾病,常见疾病包括乳腺增生性疾病、良性肿瘤和炎性疾病,如乳腺纤维腺瘤、乳腺囊肿、乳腺增生、乳腺炎等。对于这些疾病的治疗,可以通过药物治疗或者手术治疗。虽然这些疾病都属于良性病变,但是如果患者出现有细胞非典型增生的情况下,也不排除有恶变的可能,所以即使患者是良性疾病,仍然需要定期进行复查,明确病变的发展情况,根据检查结果进行治疗。本部分内容,讲解了日常生活中比较常见的乳房良性疾病的临床表现及治疗护理措施,希望对大家有所帮助。

50. 女性在不同时期易患哪些乳房疾病?

　　学龄期女孩发现乳房有肿块多为早熟性乳房发育所致。如果青春期女孩年满15岁乳房还未发育,应查明原因。青春期常见的乳腺疾病有乳腺发育不良、乳头内陷、巨乳症、乳腺纤维腺瘤、浆细胞性乳腺炎等。20～25岁,乳腺纤维腺瘤多发;25～40岁,乳腺增生多发;30～35岁,育龄期女性,尤其是哺乳期女性,警惕乳腺炎;40～50岁,易患上乳腺导管内乳头状瘤;45～50岁,乳腺癌高发期。

51.　乳头内陷怎么处理?

　　乳头内陷是一种较常见的女性乳房畸形,在我国女性乳头内陷发生率为 2%。根据乳头内陷的深浅及组织纤维化程度分为 3 级(图 4-1)。Ⅰ级(轻度):乳头部分内陷,可以被轻易挤出,且正常凸出,乳头下组织纤维化程度很轻。Ⅱ级(中度):乳头全部凹陷,可以被挤出,凸出部分较正常小,且乳头下组织纤维化程度较重。Ⅲ级(重度):乳头完全凹陷,无法挤出,且乳头下组织纤维化程度严重。

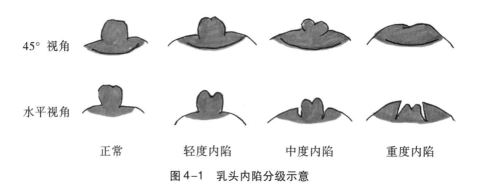

图 4-1　乳头内陷分级示意

　　正常女性乳头突出乳晕平面 10～15 mm,乳头内陷表现为乳头部分或者全部凹陷于乳晕平面,受刺激后不易突出或不易挤出,呈火山口状。乳头内陷的病因可分为先天性及后天性两种,大部分为先天性。先天性乳头内陷的主要原因是乳头胚胎发育期中胚层增殖障碍,表现为乳头、乳晕的平滑肌和乳腺导管发育不良,致乳腺导管未能导管化,形成短缩的条索,以及周围的平滑肌和纤维结缔组织短缩导致乳头下支撑组织缺乏,使乳腺导管向内牵拉,致使乳头外凸不明显或乳头内陷。后天性乳头内陷是由于病理性原因导致的乳腺内组织牵拉,常见的原因主要有乳腺恶性肿瘤、乳腺炎、巨乳症及乳腺相关手术的术后瘢痕等。因为束胸、俯卧睡眠等生活习惯,长时间压迫乳头,尤其是处在生长发育期的年轻女性,乳头压迫可能诱发乳头、乳晕的平滑肌和乳腺导管发育不良,致乳腺导管未能导管化,形成短缩的条索,使乳腺导管向内牵拉,致使乳头外凸不明显或乳头内陷。因此应尽量避免束胸及俯卧睡眠的生活习惯。

针对Ⅰ级乳头内陷的患者可采用保守治疗,其中包括自行反复牵拉或使用负压吸引治疗。自行反复牵拉是指检查者用一只手的中指与示指轻夹乳头,然后沿乳晕周缘向下按压乳房,在按压的同时,用另一只手向外牵拉乳头,反复做20～30次,每日早晚各1次。负压吸引治疗是利用乳头内陷矫正器,长时间负压吸引乳头,每天穿戴2～3次,每次15～20分钟,持续使用3～6个月,对于症状较轻的乳头内陷患者能得到较好的矫正效果,尤其对于年轻的乳头内陷患者意义重大。在备孕期间及时矫正乳头内陷,可以为健康哺乳奠定基础。但是对于症状较重的Ⅱ/Ⅲ级乳头内陷患者,保守治疗的复发风险很高,还是需要手术治疗。乳头内陷的手术治疗最早始于1879年,直到20世纪70年代,出现了诸多以乳晕多瓣法为特征的术式,主要原理是缩窄乳头周径使乳头突出。但是此方法会使乳晕形态改变,影响美观,切口瘢痕较多,可能存在瘢痕牵拉再次造成乳头内陷,乳头下方支撑力不足易复发等。目前认为理想的乳头内陷手术应具备以下特点:操作简单、不改变乳头形态、乳头血运正常、感觉功能正常、切口瘢痕不明显、保留哺乳功能等,因此考虑到这些特点,目前矫正手术的基本原则是松解牵拉乳头内陷组织和乳头基底支持组织重建,主要有游离自体组织移植中央法填充、乳头乳晕局部组织中央法填充、乳头乳晕局部组织周围法填充以及生物型人工材料填充等。

52. 哪些疾病会发生乳头血性溢液?

乳头溢液是乳腺疾病的常见症状,容易引起患者的注意,常常作为突出主诉而就诊,其发病率仅次于乳房肿块和乳腺疼痛。乳头溢液分7种基本类型:乳汁样、黏冻样、脓样、水样、浆液性、浆液血性、血性。而乳头血性溢液最常见的原因有乳腺导管内乳头状瘤、乳腺乳头状瘤病、乳腺导管癌、乳腺导管扩张及乳腺增生症。值得注意的是,年龄50岁以上的乳头血性溢液者,半数以上为乳腺癌,需引起警惕。从中医角度讲,乳头血性溢液称为乳衄。多由忧思过度,肝脾受伤,血失统藏所致。治宜平肝扶脾,养血止血。

53. 乳头血性溢液要做哪些检查才能明确病因?

乳头血性溢液的常用诊断方法有很多,如乳头溢液涂片细胞学检查、高频B超探查、乳腺X射线摄影摄片、乳腺导管造影、乳腺导管镜和溢液癌胚抗原(CEA)测定等,然而各项检查对乳头血性溢液的病因诊断均有一定的局限性,存在着不同程度的假阴性和假阳性。最后诊断要依靠病理学检查。

54. 乳腺炎的发病原因有哪些?

乳腺炎根据是否处在哺乳期可分为哺乳期乳腺炎和非哺乳期乳腺炎,因为两种疾病的病因、治疗方法并不相同,我们接下来将分开讲述。

哺乳期乳腺炎(lactation mastitis)是一种常见于哺乳期女性的乳腺炎性疾病,可发生于哺乳期的任何阶段。是在各种原因造成的乳汁淤积基础上,引发的乳腺炎症反应,伴或不伴细菌感染。临床表现为乳房疼痛,排乳不畅,乳腺局部出现肿块,形状为楔形或不规则形,可发生于乳房的任何部位,乳房皮肤可出现红、肿、热、痛,病变区域皮温升高,有压痛;全身症状包括发热,体温可达39~40 ℃,伴有寒战、全身出汗、头晕、乏力等症状。它的病因及发病机制目前并不明确,仍存在争议,但一般认为其发生与乳汁淤积及感染性致病菌密切相关。传统"污染学说"认为哺乳过程中婴儿口腔微生物及产妇乳头皮肤微生物随吸吮过程逆流进入乳腺管,是引起哺乳期乳腺炎的主要原因。哺乳期妇女因各种原因排乳不畅发生乳汁淤积后,淤积的乳汁加上合适的温度是致病菌良好的培养基。随着乳汁培养技术的发展,研究者从乳汁中分离出感染性致病菌——金黄色葡萄球菌、大肠埃希菌和链球菌等,进一步肯定了感染性致病菌在哺乳期乳腺炎发病中的重要作用。近年来,在哺乳期乳腺炎患者的乳汁中也分离出了表皮葡萄球菌,这种人体皮肤和表面黏膜最常见的正常菌群也可能是哺乳期乳腺炎的致病菌。

非哺乳期乳腺炎(non-puerperal mastitis,NPM)是一组发生在女性非哺乳期、病因不明、良性、非特异性炎症性疾病,包括乳腺导管扩张症(mammary duct ectasia,MDE)、导管周围乳腺炎(periductal mastitis,PDM)、肉芽肿性小叶乳腺炎(granulomatous lobular mastitis,GLM)。目前,引起该病的确切因素并不明确。MDE、PDM发病的危险因素主要包括乳管阻塞、细菌感染、吸烟史(包括二手烟)、乳头内陷等。虽然没有确凿证据,但是专家仍然倾向GLM是一类自身免疫相关的疾病,其发生还与泌乳因素、感染因素(尤其是kroppenstetii棒状杆菌感染)相关,其他可能的因素还包括创伤、体内激素水平、口服避孕药物、种族差异等。近年来该病发病率呈明显上升趋势,虽然是一组良性疾病,但常规抗生素治疗效果不佳,多次手术后仍易复发,脓肿反复破溃形成窦道、瘘管或溃疡,严重影响生活质量,对广大女性心身健康造成伤害。

55.　乳腺炎应该如何治疗?

哺乳期乳腺炎的治疗原则为保证充分休息,不中断母乳喂养,有效移出乳汁,合理使用抗生素、止痛药物,必要时适当补液。对于形成脓肿者,提倡微创治疗。哺乳期间,如果从一开始就避免可能导致乳汁淤积的情况发生,哺乳期乳腺炎和乳腺脓肿是可以得到有效预防的。产妇应注意:采用正确的哺乳方式;对于各种原因导致的乳汁淤积都应该立即采取有效措施加以解决,切忌暴力排乳;要充分有效的休息;保持良好的卫生习惯和愉悦的心情等。另外,产后抑郁、焦虑也是乳腺炎形成的诱因之一,建议一旦出现,及时到心理科就诊。

非哺乳期乳腺炎的治疗原则为使用广谱抗生素控制急性炎症反应。在未知感染菌种和药物敏感试验结果之前,采用大剂量联合广谱抗生素治疗;获得药物敏感试验结果后,按照药物敏感试验结果选用敏感的抗生素。但专家并不认为非急性期的患者需长期接受广谱抗生素治疗。同时要预防复发,重视个体化诊疗,根据病理学类型选择合适的药物,结合病变特点选择最适宜的手术方式,最大限度地保证乳房美观,提高生活质量。

56. 乳腺囊肿的分类及治疗方法是什么?

乳腺囊肿形成的原因大多与内分泌紊乱相关,当雌激素相对增高,刺激乳腺导管上皮细胞增生,致使导管延伸、迂曲,上皮细胞增生过度,在复原的过程中细胞脱落,造成管腔堵塞,分泌物排出障碍,积聚于管腔,管内压增高而形成囊肿。这就像小水管堵塞了,可是水不断增多但排出困难,造成水管局部扩张膨胀。

临床表现:乳腺囊肿的主要临床表现是乳房肿块(可触及或不可触及),一般无明显的不适症状,部分患者可伴有乳头溢液。

乳腺囊肿的诊断比较简单,一般存在乳房肿块,经超声检查确认肿块为囊性即可确诊,其大致可分为3类:单纯囊肿、复杂囊肿、混合囊肿。

(1)单纯囊肿

单纯囊肿是临床上最常见的类型,超声表现为边界清楚、内部无回声、后方回声增强等。单纯囊肿一般无须特别处理,定期复查即可,复查内容包括临床检查、超声与乳腺 X 射线摄影检查(如果乳腺 X 射线摄影上可见病灶)以观察其是否有进展,每 6 个月 1 次。如果囊肿部位出现疼痛,可以在超声引导下进行细针穿刺。囊肿积液的颜色可以是黄色、棕色等,若为咖啡色血性液体可进行细胞学病理检查。对于穿刺后病灶消失者,可以在 3 ~ 6 个月进行超声复检;穿刺后病灶复发者,建议第 2 次穿刺。

需要考虑手术的情况:①如果经过穿刺后病灶并未消失,应该进行手术病理活检;②如果囊肿多次复发(3 次以上),应用乳腺 X 射线摄影检查与超声检查再次评估该部位,对于可疑病变或不再愿意穿刺的患者考虑手术切除。

(2)复杂囊肿

复杂囊肿:是指回声低但无实性占位、厚壁囊肿或稠液囊肿,且内部无血流信号。复杂囊肿中恶性很罕见,约为 0.4% ,可以考虑进行穿刺确诊,或者定期复查,复查方式可与单纯囊肿一致。需要考虑手术的情况:如果病灶增大、影像特征改变或不能确定是否有实性病灶时,应考虑在影像引导下进行细针穿刺或手术活检。

(3)混合囊肿

混合囊肿:包括含有液体与实体的囊肿称为混合囊肿,超声表现为同时具有无回声与低回声改变。需要考虑手术的情况:混合囊肿中恶性病变的发生率为 20%~43% ,所以发现为混合囊肿的情况,均应该进行手术活检。

有人认为,乳腺囊肿和乳腺癌有密切关系,会有癌变的风险,必须手术切除。实际上,是否需要手术,取决于囊肿的类型以及具体的病变性质,上述几种需要手术的情况非常少见。临床最常见的单纯囊肿并不增加乳腺癌发生风险,也不会对生育和哺乳造成影响,大部分患者不需要任何处理,只需要定期检查即可;而复杂囊肿与混合囊肿确实是有发生恶变的可能性,需要引起重视,尤其是混合囊肿,恶性病变发生率较高。医生需要把握好手术的指征,既要避免过度诊治,也要避免漏诊误诊,对于把握不准的情况,最好建议患者到乳腺专科就诊。

57. 副乳是什么？为什么会有副乳？它有什么临床表现？

副乳是指人体除了正常的一对乳房之外出现的多余乳房，一般在腋前或者腋下，也有发生在胸部正常乳房的上下、腹部、腹股沟等部位（图4-2）。副乳形成的原因是人类在胚胎时期，从腋窝到腹股沟的两条线上长有6~8对乳腺的始基，出生前，除胸前的一对继续保留以外，其余的都退化了。如果发育异常，这些乳腺始基未能完全退化，就形成了多个乳房，又称多乳房症。副乳可表现为有乳腺组织但无乳头、既有乳腺组织发育又有乳头、无乳腺组织但有乳头。

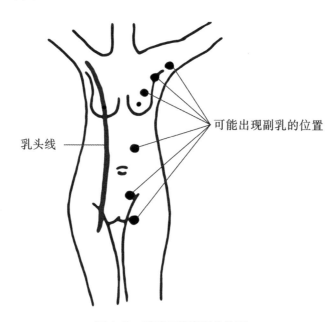

乳头线

可能出现副乳的位置

图4-2 副乳可能出现的位置

(1)病因

副乳腺疾病是在人体胚胎第6周起,自腋窝顶部至耻骨连线的"乳线"上开始出现的第6~8对,由外胚层上皮组织产生的乳腺始基,随着胚胎的发育,除胸前一对表层细胞继续活跃的增殖发育成正常的乳腺外,其余的乳腺始基点均逐渐萎缩并消失,若这些乳腺始基点没有完全消失,少数基点则继续发育或不完全发育形成副乳腺。副乳腺及其肿瘤好发于腋窝及腋前线,其次为胸壁及腹股沟。

(2)临床表现

副乳腺是在适当激素的刺激下可产生乳汁的结构。亦称异位乳腺、多乳腺症或多乳畸形,常为双侧,表现为在腋前线上有一团乳腺组织,且常可见乳头痕迹或小乳头,有时伴经前疼痛,属于先天性发育异常。副乳是一种返祖现象,副乳越大,畸形越严重。分型:有学者将副乳划分为大、中、小副乳。分型方法:取床上坐位或地面直立位,画出胸大肌的外上缘轮廓线和副乳的范围,测量副乳的侧面凸出点和胸大肌外侧轮廓线间的距离以及副乳的最大径、上下径、前后径。平卧位时测量副乳移动范围。根据腋下副乳的侧面凸出点和胸大肌外侧轮廓线间的距离及副乳范围进行划分。距离≥3 cm 或副乳范围>4 cm×8 cm 者为大副乳;距离2~3 cm 或副乳范围(3 cm×6 cm)~(4 cm×8 cm)者为中副乳;距离<2 cm 或副乳范围<3 cm×6 cm 者为小副乳。

58. 副乳应如何处理？何种程度需要手术？

目前临床上对于体积较小、无症状、不影响美观的副乳暂不处理。但是对于出现以下几种情况的副乳患者,应该选择及早手术切除:①拥有乳腺癌家族史;②可以触摸副乳腺腺体内存在硬块;③副乳头经常溢血,尤其是鲜红色或者豆渣样血渍;④副乳腺体积较大,严重影响穿着衣物以及美观;⑤自觉副乳出现严重的胀痛感等不适症状,严重影响生活质量。

59. 乳腺纤维腺瘤的手术指征有哪些?

　　女性乳房肿瘤的发病率甚高,近年来亦有上升趋势。良性肿瘤中以乳腺纤维瘤最多见,约占良性肿瘤的3/4。本病产生的原因是小叶内纤维细胞对雌性激素的敏感性异常增高。可能与纤维细胞所含雌激素受体的量或质的异常有关。雌激素是本病发生的刺激因子。所以纤维瘤发生于卵巢功能期。除肿块外,患者常无明显自觉症状,肿块生长缓慢、无疼痛,质似硬橡皮球样的弹性感、表面光滑、易于推动,月经周期对肿块的大小并无影响。乳腺纤维瘤虽属良性,癌变可能性相对小,但有肉瘤变可能,故手术切除是治疗乳腺纤维瘤唯一有效的方法。由于妊娠可使纤维瘤增大,所以在妊娠前或妊娠后发现的纤维瘤都应当手术切除。应将肿瘤连同其包膜整块切除,以周围包裹少量正常乳腺组织为宜,肿块必须做常规病理检查。

　　除肿瘤生长迅速外,随访过程中 BI-RADS 分类升高也是外科干预的指征之一,纤维腺瘤还可能导致乳腺外形改变、乳腺不适感和患者精神压力增大等,因此,是否进行外科干预和实施方法应在充分知情同意的前提下,尽可能尊重患者的意愿,外科干预的方法主要有传统的切开法肿瘤切除术以及较新的真空辅助微创旋切术。

60. 多发性乳腺纤维腺瘤应如何预防?

　　多发性乳腺纤维腺瘤是最常见的乳腺良性肿瘤之一,是指单侧或双侧乳腺内有 2 个及以上的纤维腺瘤者。好发于 20 ~ 39 岁的育龄女性,因为这个年龄段的女性卵巢功能旺盛,性激素也处于活动期。一般认为多发性乳腺纤维腺瘤的产生与雌激素的刺激有关,主要表现为乳腺的上皮组织和纤维组织会发生不同程度的增生现象。多属良性,平常患者可以没感觉,因为它不痛或仅有轻微的胀痛、钝痛,这种疼痛和大小与月经周期无关,肿块生长缓慢,表面光滑,由于瘤的外面有一层包膜,所以与周围组织的边界很清楚,而且摸上去韧性也比较好。

对于多发性乳腺纤维腺瘤的预防,应做到以下几点。

第一,随时保持挺胸收腹的良好姿势。女性的背部与乳房健康密切相关。走路时要使背部平直,乳房自然挺起,坐立时也应挺胸抬头。

第二,少吃烧烤类食品和油炸食品。无论是预防还是治疗乳腺疾病,都可以选择以下食物:螃蟹,蟹肉可清热散血、补骨髓、滋肝阴、充胃液、养筋活血,蟹壳和蟹爪还可以破血消积,治疗乳痛硬块;海藻类食品,如海带、紫菜、裙带菜等,能有效调节人体内的酸碱平衡;菜花、卷心菜、大白菜等十字花科蔬菜有很好的预防肿瘤的效果;黄豆及其制品、酸奶制品等。此外,鱼蛋白、维生素 A、维生素 D 等也有保护乳腺、预防乳腺癌的作用。

第三,少穿束胸或紧身衣,合理使用文胸。型号合适的文胸对乳房健康很重要,最好能选用柔软、透气、吸水性强的棉制文胸。平时要注意文胸的清洁,睡觉时一定要摘掉文胸。

第四,慎用丰胸产品。日常生活中适量吃些鱼、肉和乳制品,能增加少量脂肪,保持乳房的丰满。

第五,洗澡时避免用热水刺激乳房,更不要在热水中长时间浸泡。规律的性生活能促进乳房的血液循环和性激素分泌的增加,有利于女性乳房的健康。

第六,保持适量的运动。运动不仅有助于乳房健美,还能降低乳腺疾病的发病率。一周运动 4 小时与不运动相比,得乳腺癌的概率会降低约 60%。

第七,每月必做乳房自检,每年必做专业检查。女性每次月经后的 7～10 天是自我检查的最佳时期,如果发现自己的乳房有肿块、乳房局部或乳头凹陷、腋窝淋巴结肿大时,一定要及时就诊。每年体检时,应做女性专项检查,乳房彩超、乳腺 X 射线摄影检查及妇科检查等,能及时发现乳腺疾病的早期病灶。

第八,保持心情愉快、舒畅,保证睡眠的充足。另外音乐具有通达血脉、振奋精神、防治乳腺疾病的作用。

61. 乳腺增生是什么？会发生癌变吗？

乳腺增生是指乳腺上皮和纤维组织增生,乳腺组织导管和乳腺小叶在结构上的退行性病变及进行性结缔组织的生长。乳腺增生是女性最常见的乳房疾病,是乳腺癌的高危因素。乳腺增生分类如下。

（1）乳痛症

乳痛症又称单纯性乳腺增生症。在年轻患者中最为常见,其原因是性腺激素分泌旺盛及变化波动较大造成乳腺组织充血、水肿,以明显周期性乳房胀痛为特征,月经后疼痛自行消失。疼痛以乳房局部为主,但有时疼痛可放射至同侧腋窝、胸壁。这类增生属于正常的生理现象。

（2）乳腺腺病

本类型的病变基础是乳房内的乳腺小叶和乳腺管均有扩张及腺体周围组织增生。

（3）囊性增生病

以乳管上皮细胞增生为主要病变,乳房内出现的肿块多为弥漫性增厚,有部分患者呈局限性表现,且呈椭圆形的囊状物居多,很容易与纤维腺瘤混淆。此类增生可能发展为癌变,常常引起患者的担心和恐慌。

乳腺增生（又称乳腺小叶增生、乳腺增生症）是以周期性乳房胀痛、乳房肿块为临床特点的中青年妇女的常见病,是乳腺的一种非炎症性疾病。乳腺增生在成年妇女中的检出率为29.03%。乳腺增生在中医学中属"乳癖"范畴,中医学认为肝失疏泄,冲任失调而致气血运行不畅、气滞血瘀、痰凝结聚而成乳癖。现代医学认为本病的发病原因是内分泌紊乱。

62. 乳腺增生怎样治疗？

乳腺增生的治疗根据症状严重程度包括：心理治疗、中医治疗、西医药物治疗和手术治疗。对于轻症乳腺增生患者，其发生往往与劳累、生活不规律、精神紧张、压力过重有关。这类患者仅仅采用心理治疗即可，治疗首先就是要舒缓生活和工作压力，消除烦恼，心情舒畅，心态平和，症状就可以缓解。对于乳腺增生发病后疼痛较重、短时间内很难缓解并伴有微小肿块的患者，往往采用药物治疗。药物治疗包括西医药物治疗和中医治疗。

(1)西医药物治疗

目前临床中西医药物治疗乳腺增生的应用较为稀少，因为其带来的不良反应较多，如他莫昔芬、托瑞米芬等，服用这些药物可出现月经异常、经量稀少，即使联合中成药使用，也可出现胃肠道反应、皮疹等不适。

(2)中医治疗

中医研究认为，乳腺增生与肝郁气滞、肝脾失调有关，治疗应该疏肝理气、活血化瘀、软坚散结，根据患者病情不同，开具不同配方药物服用。也可口服中成药，如散结灵、乳块消、乳宁、逍遥散等。在排除乳腺恶性病变的前提下也可通过中医外治疗法，如针灸、按摩、中药文胸等。与西医药物相比，中医内外法治疗在乳腺增生中的治疗中具有较大的优势，而且以经络理论为指导的外治法因其简、便、效、廉的优势也得到了医生和患者的认可，针灸疗法因其具有避免口服药物所引起的胃肠道不适等特点，在中医疗法中独有优势。

(3)手术治疗

对于乳腺增生患者来说，乳房出现明显可触及的肿块并不能确定其性质时，可采用肿块切除手术，其目的更多地在于排除乳房恶变可能。

63. 如何减少或避免乳腺增生的发生？

在女性乳房疾病中,乳腺增生发病率在所有乳腺疾病中居于首位。而且随着乳腺增生在女性乳腺疾病中的发病率趋于年轻化,其对女性的生活、生育以及健康造成了很大的影响。乳腺增生是指乳腺组织经过月经生理期的改变后,未能完全恢复正常,乳腺正常组织出现结构紊乱的现象,它既不属于肿瘤,也不属于炎症,是一种良性的乳腺疾病。乳腺增生的症状典型为月经前乳房出现疼痛,这种疼痛可以为胀痛或者是刺痛,月经结束后疼痛消失,在生气、发脾气、饮食作息不规律的时候这种症状更加明显,因此专家认为内分泌功能紊乱是乳腺增生发病机制的关键因素。

虽然乳腺增生是一种良性疾病,但也会给人带来心理和身体上的危害。有中医研究表明,乳腺增生与肝郁气滞、肝脾失调有关,肝在人体内主导输泄功能,其功能失常会引起气血不通,最终发展为乳腺增生,肝郁气滞则会有胸闷、嗳气、精神抑郁、心烦易怒等症状。也有西医学者研究发现,约5%乳腺增生伴有乳房肿块者,其穿刺活检病理提示乳腺癌,而仅以乳房疼痛为唯一症状的患者比例仅为1.3%。严重的乳腺增生也会引起经期后延、经痛加剧、经量少、身倦无力、腰酸肢冷、身体免疫力下降等症状,在心理方面会严重影响女性的自信,影响夫妻感情等。

通过对乳腺增生的发病机制的解读可以了解到,乳腺增生的发病与内分泌功能的紊乱密不可分,因此,在现在这种生活多样化的背景下,首先要做到的是保证作息规律,有足够的睡眠时间,按时睡觉,不要熬夜。如果失眠或是难以入睡,可以在睡觉之前适当地做一做运动或者是喝一杯热牛奶,可以帮助睡眠,提高睡眠质量。良好的作息规律有助于防止内分泌紊乱的发生。其次,要控制好情绪,避免产生抑郁、过于激动的情绪。过激的情绪可造成激素分泌的紊乱,即通常所说的内分泌失调。生活中保持乐观稳定的情绪有助于防止内分泌失调,即使生活压力很大,也要找一个适合自己的解压方法,对自己的心态和情绪进行调节。规律运动也很重要,现代人由于生活条件的提高,很少有人主动去运动,适量的运动有助于促进体内激素如雌激素、生长激素、甲状腺激素保持在一个稳定水平,从而维持正常的生命活动,适应体外环境的变化;保持适量的运动,可减少乳腺增生的可能性。最后,应当对饮食加以关注,规律饮食,少吃夜宵,日常注意多吃全麦食品、豆类和蔬菜,增加人体代谢途径,尽量避免或少吃辛辣、刺激性食物。

64. 吃哪些食物或药物可以预防乳腺增生?

目前尚未有循证医学依据表明食物或药物可以预防乳腺增生,但有学者根据适合国人的饮食习惯及食物的特性分析出多种可能有助于预防乳腺增生的食物,在此做一总结。

(1)海带

海带是一种大型食用藻类,有学者发现,海带之所以具有缓解乳腺增生的作用,是由于其中含有大量的碘,可以促使卵巢滤泡黄体化,从而降低体内雌激素水平,使内分泌失调得到调整,最终消除乳腺增生的隐患。

(2)牛奶

牛奶对乳腺健康有一定益处,牛奶含有大量的钙质,有利于乳腺保健,预防乳腺增生。

(3)海鲜

想要预防乳腺增生,平时可以多吃海鲜,包括黄鱼、甲鱼、带鱼、海参等,这些食物含有人体所需微量元素以及高质量动物蛋白,能够保护乳腺。

(4)坚果

坚果类食物都含有卵磷脂,还有丰富的蛋白质和抗氧化剂,有抗癌的功效,对人体有益。坚果还含有丰富的维生素 E,能够保持乳腺组织的弹性,预防乳腺增生。

(5)食用菌

香菇、猴头菇等食用菌都能够调节身体免疫力,预防乳腺增生。

(6)蔬菜

想要预防乳房疾病,平时一定要多吃蔬菜。对乳房有益的蔬菜有番茄、西蓝花、菜花、南瓜、胡萝卜、洋葱等。

65. 偶然发现自己乳房内有肿块,应该怎么办?

许多女性在无意中发现自己乳房内有肿块,担心患上了乳腺癌,变得惶恐不安,影响工作和生活。但不是所有的乳腺肿块都是乳腺癌,大部分良性乳腺疾病也会以乳腺肿块的症状表现出来,如乳房纤维腺瘤、乳腺增生、乳腺囊肿等,所以在发现乳房内有肿块时,第一时间应该去正规医院就诊,进行相关检查诊断出肿块性质。

(1)乳房肿块的分类

乳房肿块十分常见,它是一种病因较为复杂的疾病,不仅损害患者的乳房健康,有时还伴有疼痛,严重影响日常生活和工作。在临床工作中,我们将乳房肿块分为两大类,一类为良性病变,包括乳腺增生、乳腺纤维腺瘤、乳腺结核及乳腺导管扩张等;另一类为恶性病变,也就是我们所说的乳腺癌。另外,乳房肿块可分为多发以及单发,青年女性中最多见的乳房肿块为多发性乳腺纤维瘤。

(2)乳房肿块的诊治

临床治疗乳房肿块的主要方式分别为一般治疗、药物治疗及手术治疗。

一般治疗包括饮食调整、作息规律和稳定情绪。药物治疗包括敏感抗生素抗感染、靶向治疗、化疗以及内分泌治疗。手术治疗包括手术切除、乳腺癌改良根治术、前哨淋巴结活检术、乳腺癌切除术以及腋淋巴结清扫术。

针对良性乳房肿块，临床多采用中医药治疗，效果显著。针对部分急性炎症或乳房脓肿引发的肿块，医生可给予引流治疗或抗生素治疗。同时患者要在中医的指导下服药，如乳癖消、乳癖散结胶囊以及枸橼酸他莫昔芬片等药物。在服用药物治疗期间，患者还需调整不良的生活习惯，缓解自身压力，保持积极乐观的心态，养成良好的饮食习惯，戒烟酒等。

总之，一旦患者自身感觉乳房存在肿块，不管是大小或者是其性状，都要去医院就诊，避免病情持续发展进入晚期状态。

66. 乳房刺痛的原因有哪些？

1）青春期乳腺发育期间雌孕激素增加，促进了乳腺的发育，引起乳房疼痛。

2）乳房刺痛也有可能发生在月经期间。在这时，雌激素会相应增加，促进乳房的腺体发育，刺激到表皮神经，从而引起乳房刺痛。这种情况下不需要特殊处理，一般可自行缓解。

3）如果在哺乳期间出现乳房刺痛。一般是因为乳汁淤积、喂奶位置不一、精神紧张等情况引起的。当出现乳汁淤积情况时，应该及时用吸乳器将其吸净，以免引起细菌感染；在喂奶期间，婴儿可能会咬伤乳头，这也会引起乳房刺痛，所以产后孕妇最好左右两侧交替进行喂奶。

4）人工流产后女性由于体内激素水平急剧下降，乳房失去了雌、孕激素的刺激，从而导致乳房刺痛。

5）如果刺痛感与月经无关，要确认胸部是否受过外伤、是否因为文胸不合适造成乳房疼痛。压力过大、有抑郁心境、偶发的局部皮肤感觉异常、血管痉挛、乳房下的肋软骨炎以及乳腺肿瘤也会引起乳房刺痛。建议咨询专业的医生并且定期体检。

67. 生理性乳房胀痛的原因有哪些?

生理性乳房胀痛有以下可能。

（1）乳腺增生

与月经周期有关,是体内激素周期性变化的反映。这种疼痛在很大程度上是正常的,主要发生在绝经前女性,尤其多见于 35 岁以前,多数可自行缓解,明显疼痛的可以服用药物治疗。

（2）乳房以外的原因引起的乳房部位疼痛

实际上是其他部位的疾病表现出乳房部位的疼痛,例如肺炎、肋软骨炎、心脏问题等。

（3）乳房外伤

胸部被撞击或者被挤压导致乳腺组织受伤,会表现出疼痛,外表没有伤口的可以进行按摩、针灸或者贴上药膏,有伤口的需要止血,防止感染。

68. 月经前有时候胸胀痛得厉害是什么原因,怎样改善?

1）月经前体内的雌激素水平比较高,可导致乳房内水钠潴留,从而引起乳房胀痛,在月经来临后即可缓解,这种情况可以不用处理,疼痛比较明显可以局部按摩或者热敷。

2）女性患有乳腺小叶增生,平时症状比较轻微,在月经来临前,乳房内水钠潴留会加重胸部胀痛,这种情况可以口服中成药物逍遥丸或者乳核散结片,同时局部外用中药治疗。

3）女性的早孕反应,女性怀孕后雌、孕激素水平增高,乳腺二次发育,乳腺腺体增大,乳腺导管增粗,乳腺上的血管显露,蒙氏结节凸起,乳房增大,出现乳房胀痛的问题,可以做早孕检测进行确诊。

69.　乳房能挤出黄色分泌物是怎么回事?

要区分乳房挤出黄色分泌物的部位,如果是乳晕区挤出黄色稠厚分泌物,需要排除乳晕腺感染及皮肤病变等情况;如果是乳头区挤出黄色分泌物则可称为乳头溢液,需要明确可能的病因,必要时进一步处理。

乳头溢液指除产褥期和哺乳期生理功能外,乳头自发性出现液体溢出。常见有生理性乳溢、继发性乳溢、有色乳性溢液、血液相关性溢液4种类型。

乳溢是指灰白色或适度乳白色的稀薄乳汁。生理性乳溢指和哺乳无关的乳汁分泌,一般持续较长时间,双侧多见,偶尔量比较大。常见原因为机械性刺激、生育期的始末阶段、哺乳后期及压力因素。继发性乳溢常与高催乳素血症相关因素有关,如垂体微腺瘤、药物等。常见药物包括多巴胺受体抑制剂、多巴胺受体消耗剂、雌激素、阿片制剂等。有色乳性溢液和血液相关性溢液需要警惕多种乳腺疾病的风险。常表现为单侧单孔溢液,伴或不伴可触及肿物。遇到这样的情况需要及时就医诊治。

常建议日常生活减少习惯性挤压乳头,改为观察是否有咖啡渍、茶水渍样污渍污染文胸来判断,结合定期乳腺彩超检查筛查。

70. 乳头瘙痒的原因有哪些?

乳头瘙痒的原因如下。

1)对文胸的面料、洗衣液或者肥皂等产生过敏反应,乳头肌肤受到刺激导致了乳头瘙痒。

2)行经乳头痒痛症,主要表现为女性在月经来潮前或者月经期间,乳头部位瘙痒难耐,严重者不能触碰,月经结束之后会自行缓解。

3)乳头湿疹,乳头会出现潮湿、瘙痒的小水疱,基色偏红,抓挠后会有小水疱破裂的情况,需要涂抹药物治疗。

4)乳头炎症,需及时治疗,炎症加重可能会出现脓性炎症。如伴有其他异常症状,最好是去医院做进一步的检查,需要进行相应的治疗。

71. 为什么会感觉乳头潮潮的、湿湿的?

一种是生理性的乳头潮湿,另一种是病理性的乳头潮湿。生理性的乳头潮湿与体内激素有关,如果女性体内激素分泌旺盛,乳头乳晕部位的乳晕腺分泌增多,胸部容易出汗,导致乳头甚至乳房都有潮湿感。病理性的乳头潮湿如乳头溢液,是乳房的输乳管或腺体内的分泌物通过乳头乳孔流出来,导致乳头潮湿。平常建议穿着浅色文胸,密切观察乳头溢液颜色及性状,这种乳头潮湿感需要去医院行乳管镜等专科检查。

72. 乳头上有颗粒状东西,可以抠掉吗?

1)生理性乳头颗粒样物质:没有疼痛等伴随症状,一般属于生理现象,与乳腺导管分泌物形成的结痂有关。

2)哺乳期初产妇,婴儿初次吸吮乳房,乳腺管不通畅而发生了堵塞,会使乳房出现较小的水疱,外观上呈小颗粒状。哺乳期应特别注重乳房卫生,哺乳前后可用温开水擦拭乳头及乳晕区。

3)非哺乳期的女性,乳头存在较多的囊腺,如乳房卫生环境较差或经常穿过紧的文胸等,导致毛囊堵塞,也会出现乳头上有小颗粒的现象,可伴有疼痛、红肿等症状。

4)乳房湿疹也可能导致乳头上出现颗粒状东西。

5)乳头上疣状物:这种属于皮肤病,如扁平疣或者指头状疣,此时应到皮肤科就诊,采用专业的方法来去除它。

乳头上的颗粒,不管是正常的还是不正常的,都不应该用手去抠。尤其乳头这个地方应该注意保证清洁、卫生,尽量减少细菌滋生或者病毒感染,一旦出现这种颗粒,及时专科就诊,进行针对性治疗。

73. 未婚女性乳晕上也有蒙氏结节吗?

蒙氏结节和是否结婚是没有关系的。蒙氏结节位于乳晕的外周部分,是蒙氏腺导管开口处隆突而成。蒙氏腺是能够分泌乳汁的大皮脂腺。未怀孕的情况下也会有蒙氏结节,但是一般这种情况蒙氏结节不是特别的明显。

如果在没有怀孕的时候蒙氏结节特别明显,建议及时去医院检查。在怀孕后特别是哺乳期受到体内激素的刺激后,使乳房逐渐增大,乳晕颜色也会变得更深一些,蒙氏结节出现得较多、较明显。检查可见乳房及其周围的皮肤着色加深,乳晕周围出现蒙氏结节,乳房与妊娠早期开始增大,充血明显,孕妇自觉乳房发胀或偶有刺痛,浅静脉明显可见,腺泡增生,使乳房较硬韧,乳头增大变黑,易勃起,乳晕变黑,乳晕外围的皮脂腺肥大,形成散在的结节状小隆起,这种小隆起就是蒙氏结节(图4-3)。蒙氏结节是正常的生理现象,所以不需要进行处理。应注意避免频繁用手挤压和刺激。

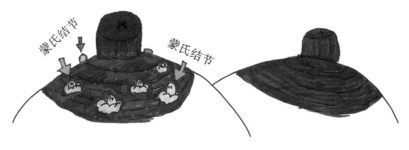

图4-3 蒙氏结节

74. 乳房发育异常有哪些情况,各有什么危害?

乳房发育异常主要有乳头内陷、副乳腺、男性乳腺发育症、乳房异常肥大、管状乳房、先天性乳房缺失(breast absence)、Poland 综合征。

(1)乳头内陷

乳头内陷是一种较常见的女性乳房畸形,在我国女性乳头内陷发生率为 2%,在国外其发生率约为 10%。乳头内陷不仅影响女性的乳房美观、哺乳功能和自信心,而且还会诱发其他乳腺疾病。乳头内陷也是导致非哺乳期乳腺炎的因素之一,在急性哺乳期乳腺炎发病中,乳头内陷是导致乳汁淤积、排出不畅的原因之一。

（2）副乳腺

副乳腺又称多乳腺症,为胚胎时期原始乳腺未退化或退化不全所致的先天性乳腺发育异常疾病。副乳腺作为普通外科常见疾病,临床上主要以腋窝副乳最为常见,常发生于腋窝单侧或双侧,尤其多见于双侧。女性副乳腺大多随月经周期变化而发生疼痛、肿胀。副乳腺周围常有增生脂肪组织,使腋窝前出现半球状或不规则隆起,形成腋部畸形,影响美观。副乳腺有着与正常乳腺组织相类似的组织结构,因此正常乳腺可以发生的疾病,副乳腺也可以发生。副乳腺也可发生副乳腺纤维腺瘤、副乳腺乳头溢血以及副乳腺癌等一系列病变。因此对于副乳腺疾病应该给予足够的重视。

（3）男性乳腺发育症

男性乳腺发育症(gynecomastia,GYN)是一种继发于乳腺导管、间质或脂肪组织的增生性疾病,以男性乳房发育肥大为特征,通常表现为单侧或双侧乳房进行性增大或乳晕深部肿块,伴或不伴疼痛及触痛,偶见乳汁样分泌物。GYN虽为一种良性疾病,但其女性化外观往往引起社交恐惧、抑郁等一系列社会心理问题,影响患者心身健康。

（4）乳房异常肥大

乳腺肥大是比较常见的女性乳腺畸形,发育肥大乳房主要由过度增生的腺体、脂肪、纤维组织所构成。可见分支不多的小导管,偶见有小叶形成趋势,导管上皮细胞增生呈乳头状结构,上皮细胞胞浆中可见分泌空泡。乳头状导管上皮增生进一步发展可导致非典型增生,1.0%～2.0%可发展为乳腺癌。

（5）管状乳房

管状乳房畸形的常见病理是由浅筋膜增厚引起和乳腺实质纤维化引起。在青春期,生长中的乳房组织通过异常的纤维环向乳头乳晕复合体疝出,引起乳晕扩张以及乳房下褶皱的抬高和收缩。通常情况下管状乳房畸形无须处理,也不影响正常的生育和哺乳,严重影响患者心理的可考虑在青春期后待乳房发育成型,再进行手术。

(6)先天性乳房缺失

先天性乳房缺失的特征为一侧或双侧乳房和乳头的缺失,其临床表现有多样性,常伴有一种或多种畸形,多表现为乳头缺失、乳腺缺失和乳房缺失等。通常情况下乳房缺失不需要治疗,乳房的缺失不仅仅影响正常的生育哺乳,还严重影响患者心理,可考虑在青春期后再进行手术。

(7)Poland 综合征

Poland 综合征是指单侧乳房缺失或者发育不良同时合并同侧胸大肌缺损和其他肌肉骨骼的缺损。它的特征性表现为胸大肌发育不良或者缺如,可能伴发的表现包括乳房发育不良或乳房缺如,胸骨畸形,肋骨畸形或缺如,胸壁凹陷,上肢发育不良,并指畸形等。

75. 两侧乳房大小不一致怎么办?

事实上,乳房大小不一样,有的是正常的生理现象,有的却与疾病有关,我们需要正确认识。乳房大小并不绝对一致,就像人的其他对称性器官不绝对对称一样,两侧乳房稍有大小、形态不一致,也是正常的。比如有些女性两侧乳房一侧大一些,另一侧小一些;有些女性一侧乳头挺出,另一侧乳头却稍内陷等。这些情况如果是一直如此,不是近期才发生的,并且无不适感,那么就是正常现象。每月 1 次的乳房自我检查,对于早期发现乳腺癌具有十分重要的意义。

正常情况下,两侧乳房差别不大时,可以用适当的文胸来弥补这一缺陷。一般在青春发育期,人们就应该注意双侧乳房发育是否对称,若发现乳房发育有大小不等的现象时,应及时去医院找专科医生咨询,采取相应措施;哺乳期是纠正乳房大小不一的关键时期,哺乳前如果发现双侧乳房大小不一,在哺乳时应该对偏小一侧的乳房增加哺乳次数,使其渐进性增大,在经过较长时间哺乳后,偏小一侧的乳房体积基本上可以增大。另外乳房的发育还与胸大肌的使用情况有关,一般人们都习惯于多使用右手,这会促使右胸大肌比较发达,于是右侧乳房就会显得大些;左手由于使用得少,左侧胸大肌不发达,也会使左乳房显得小些,这种情况下,可用左手每天举哑铃做些锻炼,亦可促进左侧胸大肌和乳房的发育。

乳房不对称不是特定的疾病,而是多种临床表现的统称。乳房不对称主要表现为一些重要的美学参数不对称,包括乳房形态不对称、乳房体积不对称、乳头位置不对称、乳房下皱襞位置不对称等。乳房、胸廓或脊柱的先天畸形以及后天外伤、肿瘤、手术等原因均可引起乳房不对称的发生。

乳房大小对称性的调整措施主要是调整乳房体积达到对称,如两侧乳房相差太大可以选择做手术整形。目前处理体积不对称的方法比较多,包括假体、扩张器、组织外扩张负压系统、自体脂肪、肌皮瓣、乳房缩小整形以及多种方法联合应用。假体应用范围最广,对于需要隆乳的患者,基于术前评估双侧乳房体积后,可以根据相差容量的程度进行选择,<20 mL 选择相同大小假体,>20 mL 的患者可以考虑不同大小假体置入,从而改善对称性。对于乳房再造的患者,需了解其是否有放疗史以及局部皮肤量是否充足,放疗后皮肤损伤严重者更适合使用皮瓣修复;扩张器适用于患者局部皮肤量充足的患者,放置扩张器的目的是减少皮肤的收缩;组织外扩张负压系统联合自体脂肪移植尤其适用于乳房凹陷畸形或局部缺损的患者;带蒂/游离皮瓣或肌皮瓣适用于局部皮肤量或者组织量不足需要乳房重建的患者;乳房缩小整形术适用于乳房肥大伴有(或不伴有)下垂的患者,为了矫正体积不对称还可以联合假体植入。

第五部分

乳房恶性疾病

【导言】

　　乳房恶性疾病以来自乳腺导管和小叶上皮的乳腺癌为主,占乳腺恶性肿瘤的95%以上;其次是来自乳腺间叶组织的软组织肉瘤等,不足5%。乳腺恶性肿瘤曾是西方国家女性的头号杀手,近年来随着饮食西化、生活形态改变等,中国女性乳腺恶性肿瘤的发生率与死亡率急剧上升,并呈年轻化趋势。因此,早期检出、早期治疗对于预后尤为重要。本部分主要讲解了乳腺癌的高危因素、前期症状、筛查方法、饮食指导等内容,为大家提供乳房恶性疾病的专业知识。

76. 乳腺癌的高危因素有哪些?

(1)生理因素

　　乳腺癌的发生发展与多种生理因素有关,国内外已明确与乳腺癌相关的生理危险因素包括年龄、雌激素水平、月经初潮年龄早、月经周期短、月经期长、绝经年龄晚、有绝经史、营养过剩及肥胖、不孕、初次足月产的年龄大、初潮与初产间隔年限长、不哺乳或哺乳时间短。

（2）心理因素

神经质、精神质的女性患乳腺癌的风险较高，妇女早期的抑郁及担忧情绪可增加乳腺癌的发生及复发的风险。另外，与乳腺癌相关的心理因素还来源于生活压力大及负性生活事件，而女性对生活压力及负性生活事件的反应较男性更明显。生活压力主要指生物性压力（躯体创伤和疾病）、精神性压力（个体不良经验、道德冲突及不良个性心理特点）和社会环境性压力；负性生活事件主要指家庭生活问题、工作学习问题及社交问题。

（3）遗传因素

有研究发现同一地区的种族不同，其乳腺癌的发病率也不相同，即种族遗传与乳腺癌有关。比如美国的黑人妇女与白人妇女、中国不同民族的妇女，患乳腺癌发病率均存在差异。

同样，国内外学者也已证实家族史是乳腺癌的危险因素，这与乳腺癌的原癌基因、基因突变及遗传易感性有关，尤其是具有一级亲属乳腺癌家族史的女性。

（4）个人相关病史及药物使用史

与乳腺癌相关的个人病史，主要指乳腺良性病变，尤其是增生性良性病变。除此之外，有调查还发现乳腺活检史、乳腺外伤史、代谢类疾病（尤其是2型糖尿病、雌激素依赖相关疾病、肾上腺皮质功能不全、甲状腺功能亢进症）也可增加乳腺癌的风险，且糖尿病和肥胖症在增加乳腺癌风险上具有协同作用。

长期（≥12个月）口服避孕药可增加乳腺癌的风险，甚至停药后仍会增加乳腺癌的危险性。

（5）环境及生活方式

生活方式也与乳腺癌密切相关。高热量、高动物蛋白、高动物脂肪、低纤维、新鲜蔬菜水果食用过少、烟熏食物及霉变食物过多等饮食习惯以及熬夜、夜光暴露、长期穿坚硬文胸等是乳腺癌的危险因素。同时，大部分研究结果证明吸烟、饮酒可增加乳腺癌的风险，尤其是孕期吸烟，这与香烟中的多环芳烃等在体内的代谢物有关，其增加了乳腺癌的风险；美国癌症协会则指出女性每天饮1杯及以上含酒精的饮料即可增加乳腺癌的风险，且可引起乳腺癌的复发，这与酒的种类无关。

（6）生物因素

与乳腺癌相关的生物因素主要指病毒，如鼠乳腺肿瘤病毒亚型、乳腺瘤病毒、类乳腺瘤病毒等。

77. 乳腺癌的前期症状有哪些？

早期乳腺癌不具备典型症状和体征，不易引起患者重视，常通过体检或乳腺癌筛查发现。约80%的乳腺癌患者以乳腺肿块首诊。患者常无意中发现肿块，多为单发、质硬、边缘不规则、表面欠光滑。大多数乳腺癌为无痛性肿块，仅少数伴有不同程度的隐痛或刺痛。

78. 乳腺癌的典型症状有哪些？

早期乳腺癌不具备典型症状和体征，不易引起患者重视，常通过体检或乳腺癌筛查发现。以下为乳腺癌的典型体征，多在癌症中期和晚期出现。

（1）乳腺肿块

约80%的乳腺癌患者以乳腺肿块为首诊。患者常无意中发现形状不规则、大小不一的硬性肿块，乳房不对称，表面欠光滑。大多数乳腺癌为无痛性肿块,多发于乳房上半部,单个形式,仅少数伴有不同程度的隐痛或刺痛。对于30岁以上的女性人群应更加重视乳腺癌的筛查。在乳腺实质内的肿块可以推动,一旦肿块侵犯到皮肤,就不能推动,不利于癌症治疗。

(2)乳头溢液

非孕期从乳头流出血液、浆液、乳汁、脓液,或停止哺乳半年以上仍有乳汁流出者,称为乳头溢液。主要分为乳内因素和乳外因素,颜色多为淡黄色、乳白色。用手按压乳头就可以观察到是否溢液。溢液量可多可少,多数患者是发现溢液沾染到衣物而就医。

(3)皮肤改变

乳腺癌引起皮肤改变可出现多种体征,最常见的是肿瘤侵犯乳房悬韧带(又称 Cooper 韧带)后与皮肤粘连,出现酒窝征。若癌细胞阻塞了真皮淋巴管,则会出现橘皮样改变。乳腺癌晚期,癌细胞沿淋巴管、腺管或纤维组织浸润到皮内并生长,形成皮肤卫星结节。如果皮肤表面呈现橘皮状、出现水肿说明癌症病情较重,肿块大,部位越浅,肿块越小,部位越深,病变的皮肤与正常的皮肤差异很大,容易区分。

(4)乳头、乳晕异常

正常的情况下,双侧乳头是对称的,如果有癌症发生,一侧乳头会被上牵,出现两侧乳头不对称。肿瘤位于或接近乳头深部,可引起乳头回缩。肿瘤距乳头较远,乳腺内的大导管受到侵犯而短缩时,也可引起乳头回缩或抬高。乳头乳晕湿疹样癌即佩吉特病,表现为乳头皮肤瘙痒、糜烂、破溃、结痂、脱屑、伴灼痛甚至乳头回缩。

(5)腋窝淋巴结肿大

隐匿性乳腺癌乳腺体检摸不到肿块,常以腋窝淋巴结肿大为首发症状。医院收治的乳腺癌患者1/3以上有腋窝淋巴结转移。初期可出现同侧腋窝淋巴结肿大,肿大的淋巴结质硬、散在、可推动,有时会感到腋窝处有物体挤压感。随着病情发展,淋巴结逐渐融合,并与皮肤和周围组织粘连、固定。晚期可在锁骨上和对侧腋窝摸到转移的淋巴结。

79. 乳腺癌的筛查方法有哪些?

乳腺癌筛查是指通过有效、简便、经济的乳腺检查措施,在无症状妇女中识别和发现具有进展潜能的癌前病变患者以及早期浸润性癌患者,以期早期发现、早期诊断及早期治疗,其最终目的是降低人群乳腺癌的死亡率。

筛查分为群体筛查和机会性筛查。群体筛查是指在辖区或机构有组织、有计划地组织适龄妇女进行筛查;机会性筛查是指医疗保健机构结合门诊常规工作提供乳腺癌筛查服务。

妇女参加乳腺癌筛查的起始年龄:机会性筛查一般建议 40 岁开始,但对于乳腺癌高危人群可将筛查起始年龄提前到 40 岁以前。群体筛查国内暂无推荐年龄,国际上推荐 40~50 岁开始,目前国内开展的群体筛查采用的年龄均属于研究或探索性质,缺乏严格随机对照研究的不同年龄成本效益分析数据。大部分国外群体筛查都推荐把 65~70 岁作为筛查的上限。不过我国老年人乳腺癌的发病率不低,所以对于 70 岁以上的女性可考虑机会性筛查。乳腺癌筛查的方式有临床体检、乳腺超声检查、乳腺 X 射线摄影检查、乳腺磁共振成像检查等。40~70 岁的女性建议每 1~2 年做 1 次乳腺 X 射线摄影检查,对于致密型乳腺推荐与超声检查联合。根据每个人乳房的具体情况,临床医生可能还会给出缩短检查间隔或做其他检查的意见。

(1)一般风险人群妇女乳腺癌筛查策略

1)20~39 岁:①每月 1 次乳腺自我检查;②每 1~3 年 1 次临床检查。

2)40~69 岁:①适合机会性筛查和群体筛查;②每 1~2 年 1 次乳腺 X 射线摄影检查和/或乳腺超声检查;③对条件不具备的地区或致密型乳腺(腺体为 C 型或 D 型),可首选乳腺超声检查;④每月 1 次乳腺自我检查;

⑤每年 1 次临床检查。

3)70 岁以上:①机会性筛查(有症状或可疑体征时进行影像学检查);②每月 1 次乳腺自我检查;③每年 1 次临床检查。

(2)高危人群乳腺癌筛查策略

高危人群的定义:国内的指南认为存在下列情况之一者即被认为是乳腺癌高危人群。

1)有明显的乳腺癌遗传倾向者。

2)既往有乳腺导管或小叶不典型增生或小叶原位癌的患者。

3)既往 30 岁前接受过胸部放疗者。

乳腺癌高危人群的筛查高危人群推荐的筛查起始年龄要在 40 岁以前。对于无症状的乳腺癌高危人群,建议每年 1 次乳腺 X 射线摄影检查;每 6 ~ 12 个月 1 次乳腺超声检查及乳腺体检,必要时每年 1 次乳腺增强 MRI。如果存在结节、钙化点或其他异常情况,一般医生会根据具体情况给出个体化的意见。

80. 有乳腺癌家族史的人群应该如何预防乳腺癌的发生?

乳腺癌高危人群的预防应从倡导良好的生活方式、合理预防性使用药物及手术切除 3 个方面着手。

(1)生活方式指导

1)保持体质量及适量运动:流行性病学研究显示,适当体育锻炼能降低多种肿瘤(如膀胱癌、乳腺癌、结直肠癌、子宫内膜癌、食管癌、胃癌、肾癌等)的发病率和死亡率,对于乳腺癌,中等至高等强度的运动可使发病风险降低10% ~ 25% 。年龄 18 ~ 64 岁的人群推荐每周坚持至少 150 分钟中等强度运动(约 5 次/周、30 分钟/次)或 75 分钟高强度有氧运动,力量性训练 2 次;年龄>65 岁的人群应尽量按照以上推荐锻炼,如合并使行动受限的慢性疾病,则根据医生指导适当调整运动时间和强度。

2)合理膳食及戒烟限酒:研究表明,不健康的饮食习惯,即过多摄入包括红肉和加工肉类、含糖饮料和咸味零食、淀粉类食品和精制碳水化合物,可增加乳腺癌的发病风险,而绿色蔬菜、水果、鲜鱼和乳制品等则有保护作用。可见合理膳食,尤其注意添加新鲜蔬果,限制红肉摄入,对预防乳腺癌有不可忽视的作用。

摄入大量酒精既可升高雌激素水平,又可增强细胞膜对致癌物的通透性,增加乳腺癌的发病风险。乳腺癌发病风险在摄入酒精 35 ~ 44 g/天后增加 32%,即使少量(酒精量<15 g/天)或极少量(酒精量<7.5 g/天)摄入风险亦可增加。吸烟及饮酒可导致乳腺癌患者对侧乳腺的发病风险,尤其吸烟支数>10 支/天者。因此,建议戒烟限酒,即使少量饮酒也应避免长期摄入,成年男性酒精摄入量不超过 25 g/天,女性不超过 15 g/天。

3)母乳喂养:研究表明,母乳喂养可以使哺乳期女性乳腺癌的发病风险降低 10%。有研究显示,母乳喂养对妇幼保健,预防乳腺癌、卵巢癌和糖尿病等非传染性疾病,促进婴幼儿智力发育以及减少超重和肥胖都有一定益处,若有条件推荐母乳喂养持续 2 年,保护作用更为明显。

(2)预防治疗

早期药物治疗称"化学预防",考虑会使人联想到"癌症"和"化疗",2010 年被"预防治疗"所取代。根据美国国立综合癌症网络(NCCN)指南和《中国抗癌协会乳腺癌诊治指南与规范》将符合以下条件之一者定义为乳腺癌高危人群:①至少 2 位直系亲属既往患乳腺癌;②至少 1 位直系亲属携带已知致病性 BRCA1/2 基因突变;③直系亲属中有遗传性肿瘤综合征;④既往患乳腺导管或小叶中重度不典型增生或小叶原位癌的女性;⑤既往接受胸部放疗;⑥初潮早、绝经晚、未生育或者首次生育年龄晚、长期服用避孕药或者雌激素替代品等。预防乳腺癌的药物种类较多,但有明确循证医学证据的主要包括选择性雌激素受体调节剂(selective estrogen receptor modulators,SERMs)和芳香化酶抑制剂/灭活剂(aromatase inhibitors,AIs)。

SERMs 和 AIs 主要针对激素受体依赖性乳腺癌,对非激素依赖性乳腺癌保护作用不明显,提示需进一步寻找新的预防靶点。

（3）预防性手术切除

药物预防的不良反应在一定程度上限制了其应用。某些特定乳腺癌高危人群亦可选择手术预防。乳腺癌预防性手术主要包括预防性乳房切除术（bilateral prophylactic mastectomy，BPM）和预防性输卵管-卵巢切除术（bilateral prophylactic salpingo-oophorectomy，BPO）两类，其中 BPM 最常见。NCCN 指南建议预防性手术适合于以下人群:①有显著乳腺癌和（或）卵巢癌家族史（一级亲属患双侧乳腺癌、多个一级亲属年龄<50 岁患乳腺癌或者卵巢癌）;②乳腺癌相关基因（$BRCA1/2$、$PTEN$、$TP53$、$CDH1$、$STK11$ 等）突变携带者;③患有乳腺小叶原位癌,且有乳腺癌家族史;④年龄<30 岁接受过胸部放疗,如霍奇金淋巴瘤放疗患者。携带 $BRCA1/2$ 突变的乳腺癌高危人群,行 BPM 和 BPO 后发病率显著降低。药物和手术预防可能存在的潜在风险包括诱发子宫恶性肿瘤,骨质疏松症,血栓事件,潮热、阴道分泌物增多、出血及性功能障碍,疼痛,外形美观受损及焦虑、抑郁等。

同时,预防乳腺癌发生应做到早发现、早诊断、早治疗。有乳腺癌家族史的,开始乳腺癌筛查年龄应比家庭中确诊为乳腺癌时年龄最小者小 10 岁,但应≥25 岁。

81. 如何预防和减少乳腺癌的发病率和术后的复发率?

（1）预防和减少乳腺癌的发病率

良好的生活方式,学会乳房自检,定期体检。

（2）预防和减少乳腺癌术后的复发率

1）根据医生建议,积极完成乳腺癌的辅助治疗,包括化疗、靶向治疗、内分泌治疗、放疗。所有的辅助治疗都是为了减少乳腺癌的复发以及远处转移。

2）形成健康的膳食习惯、良好的体育锻炼习惯，达到和保持正常体重，以促进整体健康状态，改善预后，有质量地长期生存。

3）定期复查。

82. 如何提高乳腺癌患者的生存率？

乳腺癌患者在术后应全程化管理，在疾病不同时期应用不同的治疗方案，让患者获取最佳疗效。现阶段应用免疫组化技术对乳腺癌病理标本的ER、PR、HER2、Ki-67 表达水平进行检测，并根据患者的荧光原位杂交检查（FISH）结果将乳腺癌主要分为管腔 A 型（Luminal A 型）、管腔 B 型（Luminal B 型）、HER2 过表达型和三阴型乳腺癌（TNBC），每个亚型都需要指定个体化治疗方案以延长患者生存期。激素受体阳性乳腺癌患者在疾病发现的早期可豁免化学治疗，但需应用内分泌治疗；HER2 过表达型乳腺癌患者应用化学治疗的同时应加用靶向治疗以提高治疗效果；三阴性乳腺癌患者必须应用化学治疗以此来延长生存期。经过足疗程的化学治疗后符合条件的患者还需进行放射治疗及中药治疗，在经过全程化的治疗后，患者的术后生存率可有较大程度的提高。除了应用药物治疗以外，乳腺癌患者术后的康复治疗也尤为重要，乳腺癌手术后，患者应保持均衡的膳食，丰富的营养可促进切口愈合，帮助患者早日恢复健康，同时术后及时的康复锻炼也能使患者早日恢复正常生活。乳腺癌患者需要定期复查，终生随访，这样才能及时发现转移及复发的征象，充分合理的随访是对专科治疗的有力补充。对于进行腋窝淋巴结清扫的乳腺癌患者，还需警惕淋巴水肿的发生，早期预防和早期处理能极大地提高患者的生存水平。综上所述，全程化的管理和治疗能够提高患者的术后生存率。

83. 如何消除乳腺癌术后患侧上肢淋巴水肿？

（1）乳腺癌术后上肢淋巴水肿非手术治疗

目前对淋巴水肿的治疗均倾向首选保守治疗，即非手术治疗。推荐采用综合消肿疗法（comprehensive decongestive therapy，CDT），综合消肿疗法是一种以皮肤护理、手法淋巴引流、压力治疗及功能锻炼为一体的淋巴水肿国际标准疗法。烘绑疗法作为治疗肢体慢性淋巴水肿的有效方法之一，目前已得到国际淋巴学会的认可和推荐。

（2）乳腺癌术后上肢淋巴水肿手术治疗

淋巴水肿外科治疗的目的在于降低淋巴系统负荷和提高淋巴系统转运能力，主要有淋巴生理性引流手术和组织剥离减容手术 2 种。轻、中度淋巴水肿采用生理性重建淋巴通路的方法可以预防和治疗淋巴水肿；重度淋巴水肿通过减容手术，甚至结合生理性淋巴通路重建也可以获得疗效。但是，目前还没有一个理想术式可以用于治疗严重程度不一的所有患者，具体手术方案应该根据病情特点而进行个性化设计，只要把握好手术适应证就可以获得较好的预防和治疗效果。多数情况下，手术还不能完全独立于非手术治疗之外，两者互为补充，才能让患者获得最大的收益。

所以，出现淋巴水肿后，应立即咨询淋巴水肿治疗师或专科护士进一步确诊，进行后续治疗。

84.　乳腺癌患者能吃哪些食物？

关于饮食,总体来说没有某个证据级别很高的研究证实某种食物能导致乳腺癌,或者某种食物能直接预防乳腺癌。但是关于食物的研究有很多,这方面问题也是人们非常关注的,很多食物和乳腺癌的确也相关。

（1）十字花科植物

流行病学研究和动物实验发现十字花科植物,如花椰菜、结球甘蓝等,因其含有吲哚类等天然物质成分,能够预防乳腺癌的发生和进展。

（2）豆类

对于豆类的摄入有利还是有害存在争议。大部分学者认为大剂量摄入豆类可预防乳腺癌的发生,豆类中富含的异黄酮可通过改变雌激素及其效应从而预防乳腺癌,这种作用对于绝经前妇女尤为明显。此外,豆类中有丰富的纤维含量,豆类中的木脂素和植酸具有抗氧化和抗癌潜力,这可能是其具有预防作用的原因。然而,有部分学者认为豆类的预防作用非常轻微。更有一些学者认为异黄酮的雌激素样作用对乳腺癌患者有不利影响,认为推荐用大量摄入豆类食品预防乳腺癌的发生和复发措施尚不成熟。

（3）水果和蔬菜

总体而言,目前的证据认为水果和蔬菜摄入对于预防乳腺癌可能具有有益作用,这可能与水果和蔬菜中具有一些高浓度的生物活性成分有关。这些生物活性成分包括类胡萝卜素、番茄红素和多酚等,它们具有抗氧化、抑制肿瘤细胞增殖、促进肿瘤细胞凋亡和抗炎等作用。维生素 A 可以保护眼睛和全身上皮组织,可以间接抵抗各种疾病的感染。如果女性能每天坚持摄入适量的维生素 A,则其患乳腺癌的可能性就会降低 40%,其实,在平时我们吃的食物中都含有丰富的维生素 A,如西红柿、胡萝卜、菠菜、芹菜、南瓜、土豆等。科学家在对芒果的研究中发现,芒果的抗癌作用是很强的,它能预防和抑制某些类型的乳腺癌和结肠癌。研究人员还将芒果中的多酚提取物用来预防乳腺癌。

（4）全谷物

有研究发现,每周食用全谷物 7 次以上者乳腺癌风险降低。全谷物的这种作用可能在于其高纤维素含量。较高的纤维素摄入量与低乳腺癌风险相关,每天每增加 10 g 纤维素摄入量可降低 5% 的乳腺癌风险,其作用可能是因为纤维可减少肠道中雌激素和雄激素的再吸收,并因此降低其循环水平,从而降低乳腺癌风险。

（5）橄榄油

有一些研究发现橄榄油的摄入可能与乳腺癌风险降低相关。这主要与橄榄油中具有的高含量油酸、抗氧化剂多酚等相关。

（6）肉类、鱼类和奶制品

纯素食不能明显降低乳腺癌风险。食用肉类较多的妇女乳腺癌患病风险略有增加:每天每增加 100 g 红肉,乳腺癌风险增加 4%,每天每增加 30 g 加工肉,风险增加 3%。目前尚不清楚为何肉类具有这种不利作用,可能与肉类高温烹饪过程中产生的杂环胺、多环芳烃等或脂质过氧化的致癌作用相关。鱼类被认为能降低乳腺癌患病风险,这可能与其含有的 Omega-3 不饱和脂肪酸、DHA 等相关。最近的一项涉及 100 多万名参与者和 2 万余名乳腺癌患者的研究发现,高乳制品摄入者比较低乳制品摄入者乳腺癌发病率降低 16%,乳制品的这种降低乳腺癌风险的作用可能跟乳制品中含有的钙、共轭亚油酸或维生素 D 成分有关。

（7）坚果

坚果中具有丰富的营养素,包括蛋白质、纤维、维生素、矿物质、抗氧化剂、酚类化合物、植物甾醇等,这些成分的抗氧化活性、免疫调节作用等,与肿瘤抑制相关。有研究发现,青春期摄入坚果与乳腺癌低发病风险相关。

(8)维生素补充剂

目前的研究只限于自然食物研究,没有任何证据表明维生素补充剂降低或增加乳腺癌风险,而使用过量的维生素补充剂常常产生其他不良影响。因此,除非有特殊原因,否则最好的建议就是避免进行额外维生素等营养素补充。近来,一项近5万例受试者参与,干预8.5年,随访16.1年的临床研究发现:减少脂肪摄入(减至总热量的20%)并增加水果、蔬菜、谷物的干预组与常规饮食组相比,干预组的乳腺癌患者全因死亡率显著降低。此外,研究发现孕期高脂饮食摄入会增加子代患乳腺癌的风险。

(9)海藻类

研究显示,每天吃海带,可以降低52%乳腺癌复发的风险。海带中含有较高的碘元素。碘主要储存在女性的乳房中,保持足够的碘摄入量是十分有必要的。海藻类食物具有清热解毒、软坚散结的作用,这与中医理论中的防治乳腺癌观点是一致的。

(10)禁饮酒

美国的一项随访10年的女性健康研究发现,每天摄入酒精量超过30 g者,乳腺癌患病风险比不饮酒者增高32%。另一项对18万名绝经后妇女的研究也得到类似结论:每日摄入酒精量超过35 g的妇女乳腺癌风险是不饮酒者的1.35倍。由于酒精会增加绝经后妇女血液循环中雌激素水平,影响叶酸代谢,且其代谢产物乙醛是一种致癌物,因此酒精是导致乳腺癌发生的不利因素。

85. 乳腺癌患者能否喝酒?

饮酒是乳腺癌的独立危险因素,不论是红酒、白酒还是啤酒,都会增加乳腺癌的风险。女性身体含有更少的水分,吸收酒精的方式和男性不同,这也让女性降解酒精的速度比男性更快,在摄入和男性接近或等量酒量之后,更易引起代谢器官损伤。随着饮酒频率、饮酒时长和饮酒量的增加,女性患乳腺癌的风险也会逐渐增高。只要饮酒,无论一天的饮酒量有多少,即使是 1 杯,也会增加乳腺癌的发病风险。每增加饮酒 10 g/天,风险增加 10% ~ 13%。

目前认为饮酒导致女性罹患乳腺癌的机制主要有:酒精在体内的代谢反应产物如乙醛,可能致癌;酒精可能导致脂质过氧化和促进氧自由基的生成;酒精可以作为溶剂,使致癌物质进入细胞;饮酒可能导致营养物质如叶酸缺乏,导致癌症;此外人体内雌激素的水平因酒精的摄入发生改变,也增加了绝经后女性乳腺癌的发病风险。

86. 乳腺癌患者能否吃辣椒?

辣椒中的主要活性成分之一是辣椒素,又名辣椒碱。辣椒碱的抗肿瘤活性已经在大量研究中被揭示出来,其可通过诱导氧化应激、抑制肿瘤细胞增殖以及促进肿瘤细胞凋亡等方式而发挥抗肿瘤作用。辣椒碱既可通过调控致癌物质的代谢以及致癌物与 DNA 的相互作用,从而发挥癌症化学预防作用,也可通过抑制肿瘤细胞的细胞周期、促进凋亡和自噬或诱导氧化应激等方式进而发挥抗肿瘤作用。这些研究共同说明辣椒碱能显著抑制乳腺癌的迁移和侵袭能力。

对于乳腺癌患者,辣椒不应该是饮食禁忌,对于爱吃辣椒且吃了没有胃肠不适、口腔溃疡等反应时,可以按着自己的喜好选择。

87. 乳腺癌患者能否染发?

随着生活水平的提高,人们对于美的追求越来越强烈,染发剂的使用已成为美容文化的一个重要组成部分。那么对于乳腺癌患者来说可以染发吗? 我们可以先看一下染发与乳腺癌关系的相关研究。

目前关于染发剂使用与乳腺癌风险之间的关联尚存在争议,部分研究表明没有令人信服的科学证据能表明个人染发剂的使用增加了患癌症的风险。但也有学者发现染发是乳腺癌的危险因素之一。一项研究包含210 319名受试者的系统评价表明,染发剂的使用与乳腺癌的发生之间存在显著关联。尤其是永久性染发剂使用者和漂洗使用者与天然头发受试者相比,乳腺癌风险显著升高。另一项荟萃分析发现染发剂使用者未来患乳腺癌的风险增加了18.8%。

染发剂主要以永久型染发剂、半永久型染发剂为主,其最主要的成分为对苯二胺,而对苯二胺氧化产物可以被皮肤吸收,部分可吸收入血,从而引起皮肤过敏或接触性皮炎等疾病。此外,染发剂中还含有重金属盐,一旦进入人体,很难排出体外,时间长了,蓄积在体内,会引起中毒。

88. 得了乳腺癌,就要"一刀切"吗?

在确诊乳腺癌之后,主治医生根据患者病情及患者意愿选择不同的术式,乳腺癌手术方式主要包括:患侧乳房单纯切除术、乳腺癌改良根治术、乳腺癌保乳术和乳房重建。

保乳术的适应证有:①肿瘤生物学行为低度恶性;②肿瘤最大直径≤3 cm;③乳腺X射线摄影检查提示乳房无广泛沙粒样钙化;④单发肿瘤,无皮肤和胸壁受累征象;⑤肿瘤距乳晕≥2 cm;⑥肿瘤/乳房比例适当,估计保留乳房术后能保持较好外形;⑦局部晚期癌治疗后降至Ⅰ、Ⅱ期者;⑧患者有强烈保乳意愿。早期乳腺癌行保乳术及术后放疗与传统根治术和全乳切除手术疗效相当,保乳术与全乳切除术相比,局部复发率、无瘤生存率和总生存率均无统计学意义。

《乳腺癌诊疗指南(2022年版)》中提到了乳腺癌切除乳房再造的基本原则和禁忌证。

(1)基本原则

基本原则为:①必须将肿瘤治疗放在首位。乳房再造的任何整形外科治疗都不应推迟乳腺癌辅助治疗的时间,不应影响乳腺癌辅助治疗的进行。②必须将乳房再造纳入乳腺癌的整个治疗方案,医生有义务告知患者有选择进行乳房再造的权利。③在乳腺切除过程中,应在不违反肿瘤学原则的前提下,尽可能保留乳房的皮肤、皮下组织以及重要的美学结构(如乳房下皱襞等),最大限度地为乳房再造保留条件,提高再造乳房美学效果和患者满意度。④乳腺癌的治疗应当在多学科团队合作框架下进行,包括放射科、乳腺外科、整形外科、影像科、病理科、心理科、核医学科、免疫科等。

(2)禁忌证

禁忌行乳房再造的乳腺癌类型与分期:Ⅳ期浸润性乳腺癌、复发转移性乳腺癌。通常认为放化疗期间、放疗后半年内禁行乳房再造术,对于接受过放疗或准备进行放疗的患者,应谨慎选择乳房再造的时机和手术方式。严重肥胖、吸烟、严重内科疾病、外周血管疾病都是乳房再造术后出现并发症的重要风险因素,是乳房再造术的相对禁忌证。

89. 乳房切除后，如何弥补乳房缺失？

（1）使用义乳

义乳是在文胸内或附着在身体上的假体（人造身体部位），以模拟自然乳房的外观和感觉。对于那些决定不进行重建手术但希望乳房在衣服下保持相同外观的女性来说，戴义乳是一种选择。如果还没有决定重建，或者打算手术之后进行重建，您可能会决定暂时使用义乳。

大多数义乳由模仿天然乳房组织运动、感觉和重量的材料制成。适当重量的义乳可以提供身体正确姿势所需的平衡，并固定文胸，防止其上升。起初，您可能觉得这些义乳太重，但随时间变化您会对它们感到适应。

如果您打算使用义乳，医生会告诉您何时切口会愈合完全，能够适用永久性义乳。

（2）接受平胸

一些女性决定不进行乳房再造术也选择不穿戴义乳。

对于大多数女性来说，平胸不会有任何额外的健康问题，特别是 2 个乳房都被移除的情况下。如果一侧乳房被切除，身体两侧的重量不平衡会导致不良体态的出现，长期下来，可能会引发脊柱侧弯以及腰背疼痛等问题，特别是如果您一直有较大的乳房的话。这是一些女性喜欢穿义乳的原因之一——平衡胸部的重量。如果您认为这可能会对您造成困扰，请咨询您的医生。

有些女性在外出时可能会使用义乳，但在家时则不然。这可能是因为她们发现义乳不舒服或过于昂贵，或仅仅是因为她们对没有义乳的外观和感觉感到舒适，并且感觉不需要穿戴它们。

如果保持平胸的想法吸引您，但您担心别人的想法，试着在不同情况下不穿义乳,例如在家里,与朋友外出时,或在短暂出门时。您可能会发现大多数人都不会注意到差异。如果您发现自己仍然在意,您可以随时回去穿上义乳。

如果您决定接受平胸,您可能需要考虑穿着让您对您的体态感觉更舒适的衣服。尝试穿着不紧身但有着繁杂的图案的上衣,或在紧身上衣外加上毛衣或夹克。围巾和披肩也可以遮盖全部或部分胸部。

有些女性可能喜欢平胸,但对没有乳头感到不舒服。一些公司现在制作乳头假体,它们由硅树脂或其他材料制成,外观和感觉就像真正的乳头。它们可以贴在胸部,在您不需要时可以选择取下。

(3)乳房再造术

乳房再造术,就是对人体乳房的重新建造,通过手术方式,帮助失去乳房的人们再造个新的乳房。乳房缺失以及乳房畸形严重,都可以实施乳房再造术来新造乳房,改善胸部形态。

"乳房再造"手术从时间阶段上分为即时再造和延时再造,也叫一期再造和二期再造。一期再造是在乳腺癌根治术后立刻重建乳房,和手术治疗同时进行。这样会没有乳房缺失的体验,也就不会有因生理缺陷而带来的精神上的压抑。延时再造则是在乳癌根治术后一段时间再进行的,一般是术后9个月,因为在此期间可以将化疗及放疗完成。某些晚期患者需要大量放疗及化疗,可待病情稳定后考虑行延迟乳房再造。乳房再造的方法归结为两大类。

1)乳房假体:即硅胶、盐水乳房假体及扩张器等。

再造乳房体积小,局部有良好的软组织覆盖,年轻、不愿意牺牲身体其他部位自体组织的患者,其方法是将充有硅胶、硅凝胶或盐水的假体置于乳房切除后的皮瓣下或胸大肌下。如果乳房切除后,局部组织不能提供足够的腔隙以容纳所需大小的假体,可先置入皮肤扩张器,术后定期注水,待形成足够的腔隙,再次手术将扩张器更换为乳房假体。

2)自体组织:自体组织乳房再造是以自身组织为供区,采用组织移植的方法进行乳房再造。自体组织移植再造的乳房,效果持久、外形逼真。具有以下几方面的优点。①可充分利用患者的自体组织。②避免假体可能带来的一系列并发症。③质地好、易于塑形,下垂感好,同时可矫正锁骨下凹陷及腋前壁缺损畸形。④不仅可耐受术后的放射治疗,而且可应用于曾经接受过放射治疗又因复发而行广泛切除的患者。⑤具有良好血运的自体组织能够促进不良创面及溃疡的愈合。依其组织来源可分为腹部、臀部、背部、股部等。依其转移方式可分为带蒂转移及游离移植。

根据病情的发展程度及临床医生的建议,我们可以选用相应的乳房再造的手术方式,通过自体或假体的手术方法可在一定程度上减轻缺失乳房的自卑感与无力感。

90. 乳腺癌保乳手术是在保留乳房完整的前提下清除肿瘤吗?

乳腺癌的复发率较高,临床多采用改良根治术治疗该病,能降低病灶残留和肿瘤细胞转移、疾病复发概率,疗效理想,但该术式需要切除患者大部分乳腺组织,影响其乳房外形美观度,加重其心理负担,严重降低其生命质量。因此,临床希望找寻一种美观度高、疗效理想的方案改善患者心理状况,保留乳房美观,并保证疗效。乳腺癌保乳手术的诞生极大满足患者的手术满意度,又可以大大降低手术创伤对患者身心的损伤。

乳腺癌保乳手术可以根据术中病理活检结果将阳性组织切除,不但能有效清除肿瘤病灶,还能保留乳房正常组织,满足患者对外形美观的需求,避免患者因为乳房外观而过于焦虑。需要注意的是,如果肿瘤位于乳晕区域内或者与乳晕边缘间隔<3 cm 时,则需一并切除乳头和乳晕,如果肿块与乳晕边缘间隔≥3 cm,则于乳头、乳晕下进行多点取材,然后送冰冻病理,等到确认没有肿瘤侵犯后,即可保留乳头、乳晕。

91. 乳腺癌整形保乳手术会不会导致肿瘤切除不干净，以后更容易复发?

无论在局部和区域控制率方面，还是在长期生存率方面，乳腺癌保乳手术均与根治术或改良根治术相同，乳腺癌保乳手术及术后综合治疗已成为治疗早期乳腺癌的主要方法之一。乳腺癌为一种全身性疾病，早期乳腺癌手术切除范围的大小，对患者预后影响不大;现代肿瘤治疗的原则是在根治的同时注重保存和改善患者的生存质量，对于功能与外形同时兼顾，反映在乳腺癌的治疗上，就是手术切除范围趋向缩小。

在乳腺癌常规保乳手术的基础上，延伸出整形保乳手术。整形保乳手术是乳腺外科最新的一种手术理念，它是将整形外科的思路与技巧巧妙融入保乳手术中，它不同于传统的保乳，不是切除肿物后直接缝合腺体，也不是乳房再造，不需要切除整个乳房，也无须提供大范围的供区组织或假体。原本不能保乳或利用传统保乳手术方法致外形欠佳的患者，通过整形保乳手术能够做到安全切除肿块，同时保证了外形美观，与乳房再造相比，整形保乳手术创伤较小，并发症发生率更低，术后恢复快。

说到整形保乳手术，大家肯定会担心到底能不能将坏的东西切干净，能不能保证绝对安全，会不会有复发和远期转移的可能。

早在 2015 年有研究表明，乳腺癌早期保乳手术的术后 5 年的局部复发率会达到 17%，远处转移率为 15%;而整形保乳手术的局部复发率为 3% 左右，远处转移率为 11%。

而在 2019 年，《实用癌症杂志》上刊登了一项研究，回顾性选择 85 例年龄为 33～75 岁早期乳腺癌接受保乳手术的患者，根据手术方法不同，分为观察组(41 例)及对照组(44 例)，探讨常规保乳手术与整形保乳手术对早期乳腺癌的局部复发及远处转移率的影响。此项研究结果显示，对照组术后 5 年局部复发率为 15.9%，远处转移率为 15.9%，与 2015 年的研究相近，而观察组术后 5 年局部复发率及远处转移率均为 2.4%，局部复发率与研究相近,但远处转移率与上述研究不符,可能与本研究样本量较少或样本选择较为片面有关。

综上所述,整形保乳手术治疗早期乳腺癌有满意的美容效果,且术后长期局部复发率及远处转移率较低。

92. 乳房重建,是切除后立即重建,还是术后恢复一段时间后再行重建?

乳房重建术又名乳房再造术,是在切除整个乳房后,使乳房重新恢复外形的手术。

乳房重建术的时间:分为一期乳房重建和二期乳房重建。一期重建是指在进行乳房切除术的同时直接进行重建手术;二期重建是先行乳房切除术,经过一段时间以后(几个月或者几年)再进行重建手术。如果没有禁忌证,我们比较推荐在切除乳房的同时,进行一期乳房重建手术,因为相对二期乳房重建,一期乳房重建的患者,没有失去乳房的"空窗期",更容易获得满意的外观,而且所有手术一次完成,减少了患者的痛苦和二次手术的创伤。但是,如果患者术后要进行放疗,那就不推荐一期重建,因为放疗会引起皮肤的僵硬,加重乳房假体的包膜挛缩,从而影响重建效果,可以等放疗结束至少半年后进行自体组织的二期重建,而且重建时应尽量切除因为放疗而僵硬的皮肤。

乳房重建方法:分为假体植入乳房重建手术和自体组织乳房重建手术。假体植入乳房重建不需要切取自己的肌肉、脂肪等组织,创伤小、手术时间短。但是术后可能会出现切口裂开或感染、乳房假体包膜挛缩等并发症,而且假体、覆盖假体的补片等费用较为昂贵。自体组织乳房重建即在自己身上切取一块组织用于填入乳房,可以节省假体相关的费用,且随着时间的推移,自体组织重建的乳房有可能随着对侧健康乳房一起出现下垂,会显得更加对称和自然,但是,获取自体组织时需要增加背部、腹部等的手术,会造成比较大的手术创伤。因此,需要选择哪种手术方式,要综合考虑病情、经济、自身条件等多方面的因素。

93. 面对植入硅胶假体乳房重建和自体组织乳房重建,患者应该如何选择?

假体植入已经是非常成熟的外科手术,具有操作简单、手术快、创伤小、恢复快等优点。在国外,使用假体植入进行乳房重建的比率达到了60%以上,亚洲地区可能更甚,患者对术后效果的满意度普遍较高。国外相关文献已表明,硅胶假体应用于乳房重建具有较高的安全性。但是,假体植入也存在形状效果不同等问题。美国食品药品监督管理局(FDA)发布的《硅胶乳房假体安全性评估报告》的相关数据显示,目前无任何证据证明硅胶假体与已知的人类疾病有直接关系,硅胶假体本身无致癌性,不会增加隆胸患者的乳腺癌发病风险,也不影响生育和哺乳,是一种安全可靠的隆乳材料。

自体组织乳房重建是应用身体其他部位的自体组织,常见的有背阔肌肌皮瓣、腹直肌肌皮瓣等,通过带蒂转移或游离移植的方法置入胸部,进行胸部塑形,再造乳房。自体组织移植的恢复期相对较长,但是具有外观自然、手感逼真等出众效果。自体组织移植质地好、易于塑形,下垂感好,不仅可耐受术后的放射治疗,而且可应用于曾经接受过放射治疗又因复发而行广泛切除的患者。但自体重建由于手术范围大,其创伤也较假体植入大,术后可能引起皮瓣坏死、创面感染等并发症。

94. 乳房重建效果如何? 创口大吗? 影响美观吗?

乳房重建需经严密的测量及慎重的选择,挑选适宜型号的假体或合适的手术方式。通过乳房重建可使乳腺癌患者的身体残缺得以修复,也可提高术后的生活质量。乳腺癌术后乳房重建再造不仅仅是美学需要,更是改善失乳女性心理健康和生活质量的重要治疗措施。乳房重建因其重建效果较好、患者满意度高,可获得良好的治疗有效性,术后美学效果与生活质量均更佳,且并发症与复发率皆较小,值得推广。

乳房重建之后效果可能不如正常乳房美观,所以还是要提前做好心理准备,慎重抉择。乳房重建之后,有可能会出现一侧乳房偏高另一侧乳房偏低的情况,而且还可能一侧乳房较大一侧乳房较小。因此术前要经过精确的测量,选择适宜大小的假体型号,甚至可能需要通过多次手术来进行调整。

95. 乳房重建后,是否会有并发症呢?

乳房重建包括自体重建和异体重建,自体重建和异体重建的并发症各不相同。研究显示,乳房重建手术并发症发生率仅为 20%~30%。自体重建手术范围广,并发症牵涉到皮瓣、重建乳房区和供区,包括皮肤皮瓣坏死、脂肪坏死以及供区和受区的相关并发症等。而异体重建并发症主要和手术以及假体植入相关:手术相关并发症有感染、积液、皮瓣坏死及切口裂开等;假体相关并发症包括假体移位或异位、假体外露、假体转位(解剖型假体)、假体皱褶或波纹、假体可触及、假体渗漏或破裂、假体包膜挛缩及假体取出移除等。

自体皮瓣乳房重建技术主要采用 2 种自体组织瓣技术。①带蒂组织瓣技术:传统的带蒂皮瓣技术以背阔肌肌皮瓣(LDF)、单蒂或双蒂 TRAM 技术为主。②游离组织瓣技术:包括游离腹壁下动脉穿支皮瓣(DIEP)、腹壁浅动脉皮瓣(SIEA)、游离的腹直肌肌皮瓣(TRAM)等术式。自体皮瓣乳房重建相对假体植入重建的早期并发症发生率较高。受区并发症主要包括:皮瓣坏死、脂肪坏死、创面感染等。供区并发症包括:血清肿、肩关节活动障碍及腹部疝等。

异体重建常见的并发症为轻度皮肤坏死(7.7%)、轻度感染(7.1%)及部分乳头坏死(5.8%)。导致皮瓣坏死的主要因素为皮瓣张力过大,乳腺切除后因皮肤缺损、组织水肿等因素,植入理想大小的假体时若局部组织不能完全覆盖假体或勉强覆盖,可采取延期-即刻重建方案。需要肿瘤后续治疗的患者可采取即刻-延期乳房重建方案,进一步降低并发症的发生率。预防假体植入乳腺重建感染的术中操作指南提出:围手术期至少使用1次抗生素,使用含有酒精的消毒剂准备术区,手术室保证层流及超洁净通风系统,患者术中保暖措施,术中术者减少位置变动,使用双层手套,更换清洁手套接触假体(最少或不接触外科原则),缩短手术进行时间,放置引流,植入腔冲洗去除坏死组织等。

第六部分

男性乳房疾病

【导言】

　　说到乳房疾病,大多数人都认为只有女性才会发生,而事实上,乳房疾病有时也会找上男性,因为男性也具有乳腺组织,所以同样不可避免乳房疾病。男性患者切不要因为觉得尴尬而隐瞒,不可讳疾忌医。要经常自检、及时就医,做到早发现、早诊断、早治疗,才能将疾病扼杀在摇篮之中。

96. 如何确定男性是否有乳房发育?

　　男性乳房发育(gynaecomastia,CYN)是一种良性的男性乳腺组织增生性疾病,系指男性乳腺导管周围组织及脂肪的异常发育或增生,多表现为一侧或双侧乳房无痛性、进行性增大或乳晕下方结节性或弥漫性触痛性包块,伴或不伴疼痛及触痛,偶见乳汁样分泌物,见图6-1。CYN 在男性中非常常见,60%以上的男性可检查出乳房发育。男性乳房发育可以发生在各个年龄段,60%~90%的男性在幼儿时期可出现,50%~70%男性在青春期出现,70%以上老年男性会有乳房发育。

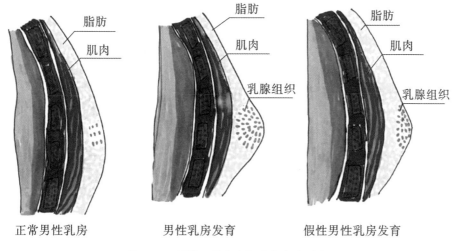

图6-1　男性正常乳房与乳房发育对比

　　原发性男性乳房发育表现为乳晕下导管组织及纤维组织增生。部分患者乳房增大呈现脂肪堆积，无明显腺体，为假性乳房发育。原发性男性乳房发育一般多无症状，但部分患者会因外形困扰或担心恶变而产生焦虑的。少数患者也可有触痛、胀痛等轻度症状。

97. 男性乳腺发育的原因有哪些？

　　男性乳腺在组织学上与女性无异，其发育差异受内分泌激素水平的控制。雌激素直接刺激乳腺导管的发育，而睾酮则抑制乳腺生长。因此，GYN的原因是体内雌激素或雌激素前体增多、雄激素减少或作用抑制。有效雌、雄激素水平的失衡是GYN的根本原因。根据造成激素水平失衡的原因可分为生理性、病理性、肿瘤性、药物性和特发性5个亚型。生理性GYN多见于新生儿、青少年和老年男性；病理性GYN可由各种代谢及内分泌紊乱、获得性性腺功能减退、先天性性腺功能低下导致；肿瘤性GYN可由睾丸癌、肾上腺皮质肿瘤、支气管癌、肺癌、真两性畸形、睾丸肿瘤等各种原因导致;药物性 GYN 是由临床上某些处方药和毒麻药所致。此外,尚有 25% 以上的 GYN 患者尚未发现明确的病因,临床上称为特发性 GYN。

研究发现,体重指数(BMI)增加或肥胖与 GYN 存在明显相关性,GYN 患者中肥胖患者可达 63%,且乳腺发育程度随肥胖度增大而加重。

98. 男性患乳腺癌的原因有哪些?

男性乳腺癌的确切发病原因目前尚不清楚,可能有以下原因。

(1)遗传因素

BRCA1,BRCA2,P53,PTEN,PALB2,RAD50 和 CDH1 等都是乳腺癌发生的易感基因,其中 BRCA,尤其是 BRCA2 在男性乳腺癌易感性中有重要作用,约 10% 的男性乳腺癌与这些基因的突变相关。

(2)体内激素水平

雌激素的作用增强或者雌、雄激素作用的不平衡是男性乳腺癌发生的危险因素,如男性乳房发育症、睾丸炎、附睾炎、Klinefelter 综合征等。

(3)环境因素

暴露于电磁场环境或者夜间暴露于光线下是男性乳腺癌发生的重要危险因素,且暴露的持续时间对男性乳腺癌的发生有很大影响。此外,长期暴露于高温、苯乙烯、甲醛等环境也易诱导男性乳腺癌的发生。

(4)其他可能危险因素

肥胖、缺乏体育锻炼、酒精的摄入等。

99. 男性乳腺发育除了手术治疗,还有哪些方法可以治疗?

男性乳腺发育的治疗需要先明确诊断才能做出合理的决策。真性男性乳腺发育指的是乳腺组织同心性增大并在乳头乳晕复合体下向外周放射。假性男性乳房发育指由于脂肪沉积而非腺体增殖造成的乳房增大。

多种原因可导致男性乳腺发育,除生理性因素外,还有病理性因素和其他因素。生理性乳房肥大在新生儿、青春期、老年期3个阶段均可发生。病理性因素包含特发性的、药物诱导的及血浆雌激素增加的3类。其中多种药物诸如激素、抗雄激素物质或雄激素合成抑制药、抗生素、抗溃疡药、化疗药、心血管药物、精神药物、滥用药物等均是药物诱导因素;部分恶性肿瘤、先天性疾病、部分发育畸形等是导致血浆雌激素增高的原因。

男性乳腺发育的治疗需要针对病因机制采取针对性治疗。

1)单侧、偏心性、质硬等肿瘤性病变需排除肿瘤等,针对病变具体治疗。

2)如确定与药物因素有关,应停止用药或者换用引起男性乳房发育可能性小的药物。一般和药物相关的乳房发育,乳房疼痛和触痛会在1个月内缓解。

3)青春期男性乳房发育需进行仔细的体格检查和睾丸检查,以便决定进一步检查或定期复查。

4)乳房增大且近期伴疼痛或触痛,排除甲状腺功能亢进症,肝、肾上腺或睾丸异常外,应检测性激素水平,排除病理性原因。

5)针对疼痛或触痛可选择三苯氧胺等部分药物对症处理。

6)只有排除潜在的可逆性原因外,可基于改善外观及纠正心理障碍的目的进行整形切除乳房手术。

100. 如何预防男性乳腺发育？

(1)饮食

避免摄入含有激素的食品,避免酗酒。

(2)运动

适当运动及控制体重,可避免肥胖引起雌、雄激素比例升高,进而防止乳腺发育。

(3)药物

检查正在服用的药物,如果已知该药会导致男性乳房发育,询问医生是否有其他可替代的药物。前列腺癌患者在进行抗雄激素治疗的同时,可加以服用他莫昔芬,减少乳腺发育的发生。禁止摄入影响激素水平的药物,如类固醇药物、雄激素等。积极治疗引起男性乳腺发育的原发疾病,如睾丸精原细胞瘤、男性先天性睾丸发育不全、继发性睾丸衰竭、肝脏衰竭、肾脏疾病等。

(4)体检

定期体检,及时发现原发疾病,可在一定程度上预防乳腺发育。

参考文献

［1］中国抗癌协会乳腺癌专业委员会.中国抗癌协会乳腺癌诊治指南与规范
（2021 年版）［J］.中国癌症杂志,2021,31（10）:954–1040.

［2］MCTIERNAN A,FRIEDENREICH C M,KATZMARZYK P T,et al. Physical
activity in cancer prevention and survival:a systematic review［J］. Med Sci
Sports Exerc,2019,51（6）:1252–1261.

［3］KOLAK A,KAMINSKA M,SYGIT K,et al. Primary and secondary prevention
of breast cancer［J］. Ann Agric Environ Med,2017,24（4）:549–553.

［4］李利娟,张寰梁,晓峰,等.乳腺癌高危人群预防措施的研究进展［J］.中
国肿瘤临床,2020,47（1）:39–42.

［5］XIAO Y,XIA J,LI L,et al. Associations between dietary patterns and the risk
of breast cancer:a systematic review and meta–analysis of observational
studies［J］. Breast Cancer Res,2019,21（1）:16.

［6］SUN Y S,ZHAO Z,YANG Z N, et al. Risk factors and preventions of
breast cancer［J］. Int J Biol Sci,2017,13（11）:1387–1397.

［7］CHOI Y J,MYUNG S K,LEE J H. Light alcohol drinking and risk of cancer:
a meta–analysis of cohort studies［J］. Cancer Res Treat,2018,50（2）:
474–487.

［8］黄育北,佟仲生,陈可欣,等.《中国女性乳腺癌筛查指南》解读（精简
版）［J］.中国肿瘤临床,2019,46（9）:433–441.

［9］中华预防医学会妇女保健分会乳腺学组.中国乳腺癌患者生活方式指
南［J］.中华外科杂志,2017,55（2）:81–85.

［10］中华医学会整形外科学分会淋巴水肿治疗学组.乳腺癌术后上肢淋巴
水肿诊治指南与规范（2021 年版）［J］.组织工程与重建外科志,
2021,17（6）:457–461.

［11］谭启杏,黄真,莫钦国.初诊Ⅳ期乳腺癌原发病灶切除手术的术式、手术
时机及获益影响因素研究进展［J］.山东医药,2022,62（3）:102–106.

[12]商百良.早期乳腺癌保留乳腺手术治疗中的作用分析[J].当代医学,2022,28(4):126-128.

[13]中华医学会外科学分会乳腺外科学组.乳腺癌术后乳房重建中国专家共识(2019版)[J].中国实用外科杂志,2019,39(11):1145-1147.

[14]毛传容,熊艳丽,刘晓菊,等.乳腺癌根治术后保留乳房对患者心理与生活质量的影响[J].中国美容医学,2022,31(1):12-15.

[15]龙向瑜,胡海北,陈强,等.TC方案联合保乳术与改良根治术对乳腺癌患者的临床效果及对乳房美容、心理状态的影响[J].中国医药科学,2022,12(2):136-139.

[16]郭庆伟,张志强.常规保乳术与整形保乳术对早期乳腺癌的局部复发及远处转移率的影响[J].实用癌症杂志,2019,34(7):1093-1096.

[17]江泽飞,尉承泽.乳腺癌的真相[M].北京:科学技术文献出版社,2020.

[18]屈洪波,朱芳,胡雄强,等.保留乳头乳晕的乳腺癌改良根治术后即刻假体乳房再造的效果[J].中华医学美学美容杂志,2021,27(1):38-41.

[19]何振鹏,魏洪亮.乳腺癌患者假体植入乳房重建手术效果的相关因素研究[J].辽宁医学杂志,2020,34(3):12-15.

[20]高洋,崔建春,李立.乳头内陷诱发因素分析及治疗策略[J].中国现代医药杂志,2021,23(4):61-63.

[21]中华预防医学会妇女保健分会乳腺保健与乳腺疾病防治学.非哺乳期乳腺炎诊治专家共识[J].中国实用外科杂志,2016,36(7):755-758.

[22]中国妇幼保健协会乳腺保健专业委员会乳腺炎防治与促进母乳喂养学组.中国哺乳期乳腺炎诊治指南[J].中华乳腺病杂志(电子版),2020,14(1):10-14.

[23]赵呈祥,何涛,王辉坡.副乳腺手术方式的研究进展[J].包头医学院学报,2017,33(2):127-129.

[24]中华预防医学会妇女保健分会乳腺保健与乳腺疾病防治学.乳腺纤维腺瘤诊治专家共识[J].中国实用外科杂志,2016,36(7):752-754.

[25]余秋阳,万华.中药外用治疗乳腺增生研究进展[J].山东中医杂志,2021,40(4),434-439.

[26]卢小华,吴永晓,张涛,等.病理性乳头溢液患者的临床特征及其癌变风险预测模型的构建[J].广西医学,2021,43(15):1816-1821.

[27]原晓燕,李智,张璐,等.乳管镜在病理性乳头溢液中的诊断价值[J].中华保健医学杂志,2021,23(5):499-501.

[28]尹俊辉,冀亮,苏航,等.男性乳腺发育症的外科治疗[J].中国美容整形外科杂志,2022,33(2):100-102,

[29]林树坤,谭茵,李春艺,等.产后乳房按摩对乳汁分泌及母乳喂养的影响分析[J].中国实用医药,2021,16(6):157-159.

[30]龚卫华,王楷,周志春.富血小板血浆联合自体脂肪移植多层次多隧道注射治疗哺乳后乳腺萎缩的临床观察[J].中国美容医学,2020,29(2):4.

[31]王心,胡伟国,宋启斌.肥胖与乳腺癌发病相关性的研究进展[J].肿瘤学杂志,2021,27(12):986-990.

[32]傅镜竹.成年女性人群体质指数、腰围与良性乳腺疾病的关联性分析[D].天津:天津医科大学,2019.

[33]赵美娜,王金艳,徐巍.太极拳和瑜伽锻炼在乳腺增生女性患者护理中的应用[J].中华现代护理杂志,2018,24(20):4.

[34]赵文华,李可基,王玉英,等.中国人群身体活动指南(2021)[J].中国公共卫生,2022,38(2):129-130.

[35]布希,李比.乳房下垂的手术治疗新进展[J].中国微创外科杂志,2020,20(7):635-638.

[36]邹佳,王晶晶,唐枭伟,等.乳房下垂矫正的手术方法探讨[J].组织工程与重建外科杂志,2020,16(2):134-137.

[37]任俊男.染发剂中对苯二胺透皮吸收及毒害的研究[D].天津:天津医科大学,2019.

[38]RITIKA G,RAMIA M,IVANNA I,et al. Does the Use of Hair Dyes Increase the Risk of Developing Breast Cancer? A Meta-analysis and Review of the Literature[J]. Anticancer research. 2018,38(2):707-716.

[39]夏艾婷,李晨曦,张姣姣,等.中国市场氧化型染发产品中的致敏成分和

染发过敏患者常见过敏原的分析[J].中国皮肤性病学杂志,2019,33(8):938-942.

[40] RAINEY L, ERIKSSON M, TRINH T, et al. The impact of alcohol consumption and physical activity on breast cancer:The role of breast cancer risk.[J]. Int J Cancer,2020,147(4):931-939.

[41]赫捷,陈万青,李霓,等.中国女性乳腺癌筛查与早诊早治指南(2021,北京)[J].中国肿瘤,2021,30(3):161-191.

[42]GRAM I T, WIIK A B, LUND E, et al. Never-smokers and the fraction of breast cancer attributable to second-hand smoke from parents during childhood:the Norwegian Women and Cancer Study 1991—2018[J]. International Journal of Epidemiology,2021,50(6):1927-1935.

[43]黄颖,韩彬,邓晓敏,等.膳食脂肪对乳腺癌影响的研究进展[J].中国医学,2021,11(18):27-30,102.

[44]谷元廷,吴炅,吕鹏威.探秘乳房[M].郑州:郑州大学出版社,2021.

[45]王靖.专家教你呵护乳腺健康[M].北京:人民卫生出版社,2020.

[46]杨敏,兰波,马飞,等.乳腺癌术后辅助化疗患者焦虑抑郁的研究进展[J].临床肿瘤学杂志,2019,24(8):757-761.

[47]江梦璐,郝宇,张小凡,等.雌激素相关基因多态性和流产对乳腺癌发病风险的影响[J].现代预防医学,2020,47(22):4084-4087+4097.

[48]赵进喜,贾海忠,段行武,等.发物致病,多种多样;趋利避害,稳定病情[J].环球中医药,2022,15(1):42-45.

[49]徐晶晶,杨露.乳房按摩时间对孕妇产后乳汁分泌及成功喂养率的影响[J].中国妇幼保健,2018,33(3):521-523.

[50]陈达丰,周松,张雪惠,等.青年男性乳房发育症的流行病学特点及其危险因素分析[J].中国实验诊断学,2019,23(7):1151-1155.

[51]鲁英,刘佩,唐金海.男性乳腺癌的研究现状[J].中国肿瘤外科杂志,2017,9(4):264-267.